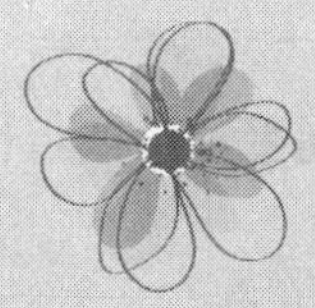

GUANXINBING FANGZHI YU TIAOYANG XIZE

冠心病防治与调养细则

编　著　王强虎

U0364536

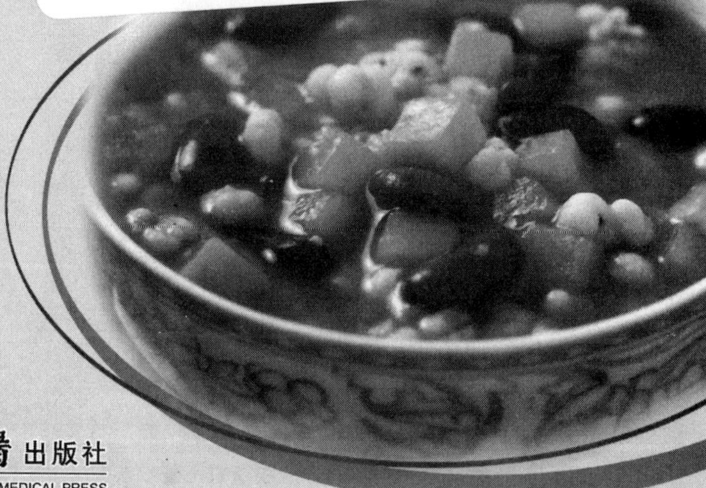

人民軍醫出版社
PEOPLE'S MILITARY MEDICAL PRESS
北　京

图书在版编目(CIP)数据

冠心病防治与调养细则/王强虎编著. —北京:人民军医出版社,2012.9
ISBN 978-7-5091-5760-2

Ⅰ.①冠… Ⅱ.①王… Ⅲ.①冠心病—防治 Ⅳ.①R541.4

中国版本图书馆CIP数据核字(2012)第115181号

策划编辑:崔晓荣 **文字编辑**:滕淑芬 刘婉婷 **责任审读**:谢秀英
出版发行:人民军医出版社 **经销**:新华书店
通信地址:北京市100036信箱188分箱 **邮编**:100036
质量反馈电话:(010)51927290;(010)51927283
邮购电话:(010)51927252
策划编辑电话:(010)51927288
网址:www.pmmp.com.cn

印、装:北京国马印刷厂
开本:710mm×1010mm 1/16
印张:14.25 **字数**:185千字
版、印次:2012年9月第1版第1次印刷
印数:0001—4500
定价:28.00元

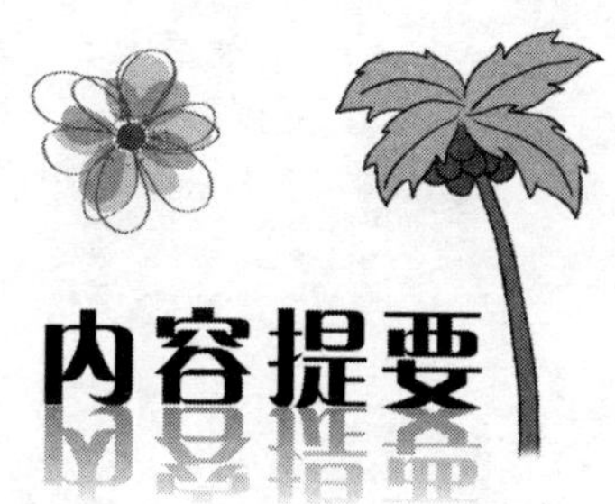

内容提要

本书系统地分析了冠心病的发病机制与临床表现，阐明科学用药是关键，中医调养是特色，并列举了冠心病患者日常生活中诸多的适宜与禁忌，详尽地介绍了对冠心病患者行之有效的保健疗法，旨在使冠心病患者能够科学地生活与养生，达到健康长寿的境地。本书将深奥的冠心病医学理论以简单易懂的方式呈现给读者，具有很强的科学性和实用性，是指导冠心病患者居家生活保健的必备良书！

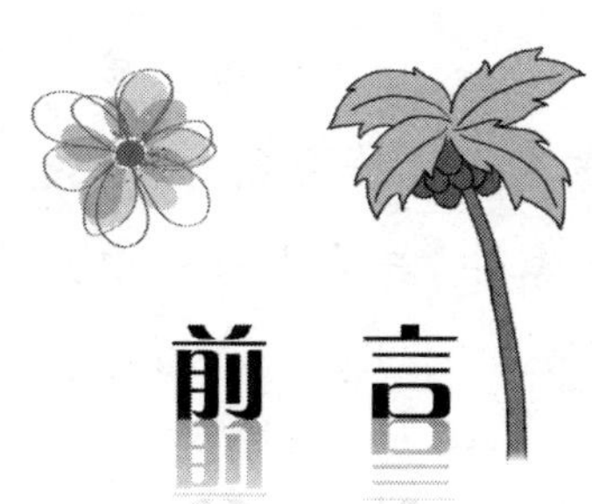

前言

现代医学之父希波克拉底有一句健康名言,“病人的本能就是病人的医生,而医生只是帮助本能的。”所以,要掌控自己的健康,控制自己所患的疾病,首先要做的就是要正确地运用科学的疾病防治知识,纠正自己不良的生活和工作习惯。而这种知识是一个系统工程,它包括疾病控制的各个方面,就如同生活中的一个链条,由每个细节组成。看起来很小的一个细节,往往会造成疾病的不可控制,造成不可估量的损害,也就是人们常说的“千里之堤,溃于蚁穴。”

事实正是如此。目前,冠心病在十大死亡疾病中排名第二,被称为中老年人的第一杀手。冠心病是最常见的心血管疾病之一,也是全球范围内重大的公共卫生问题。近 20 年来,我国冠心病的发病率几乎增加了 1 倍,因冠心病引发的各种心脑血管疾病的病死率也已经排到所有疾病病死率的第 1 位,冠心病正日渐严重地危害着人们的健康和生命。冠心病不仅是一种独立的疾病,同时还是诱发其他心脑血管疾病的最危险因素。冠心病之所以这么疯狂地威胁着人类的健康,主要是由于生活中的一些细节,诸如肥胖、吸烟喝酒、摄入食盐过多、缺乏运动、心理紧张、用药不规范等都是导致冠心病发生的危险因素。

本书特别从生活中的一些细节出发，深入浅出地阐述了冠心病发生、发展的医学原理，并列举了冠心病患者日常生活中的诸多适宜与禁忌，还详尽地介绍了许多对冠心病行之有效的保健疗法，是冠心病患者居家生活保健的必备良书。目的是希望冠心病患者能够科学生活、科学养生，达到健康长寿的境地。书中既将深奥专业的冠心病医学理论以简单易懂的方式呈现给读者，又不失科学性；希望您阅读完此书后，能在日常的生活起居中，身体力行书中的建议，如此则可达于天年。

编　者

2012年2月5日于西安

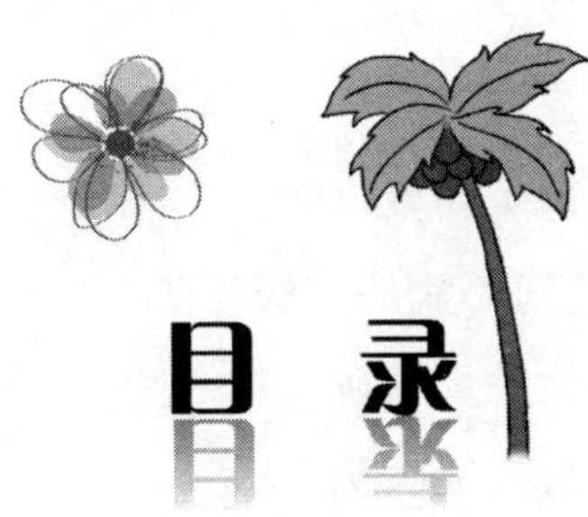

目录

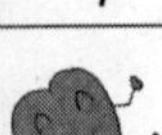

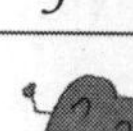

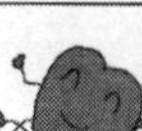

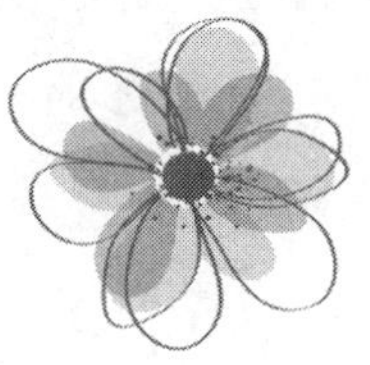

第一章　生命之泵与河流——揭开冠心病的面纱

一、血液在体内是如何循环的

心血管系统也称循环系统，它是由心脏、动脉、静脉和连接动、静脉之间的毛细血管所组成。心脏位于胸腔中央偏左，是循环系统的中心器官。心脏内分成左、右心房和左、右心室（图 1-1）。

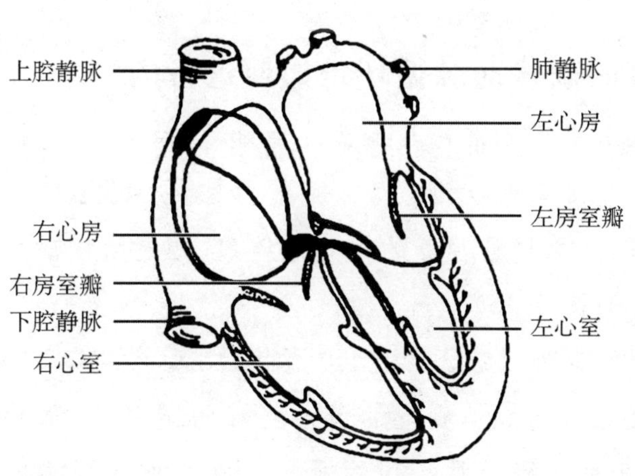

图 1-1　心脏房室结构

心脏是人体内泵血的肌性动力器官，重约 300 克，约占人体重量

0.5%，大小与自身拳头相近。男性大于350克为心脏肥厚；女性大于300克为心脏肥厚。血液在人体内的循环分为体循环和肺循环（图1-2）。

体循环又叫大循环，从左心室压出的含有氧气和营养物质的动脉血，沿主动脉的各级分支输送到全身各器官和组织的毛细血管，血液在毛细血管与组织之间进行物质交换，再经各级静脉，最后沿上、下腔静脉返回右心房，血液流经此路径称为体循环。肺循环又叫小循环，从右心室压出的静脉血入肺动脉，经肺动脉各级分支至肺泡壁上的毛细血管网，在此与肺泡进行气体交换，即排出二氧化碳，吸入氧气，形成动脉血再经各级肺静脉最后注入左心房，血液流经此路径为肺循环。

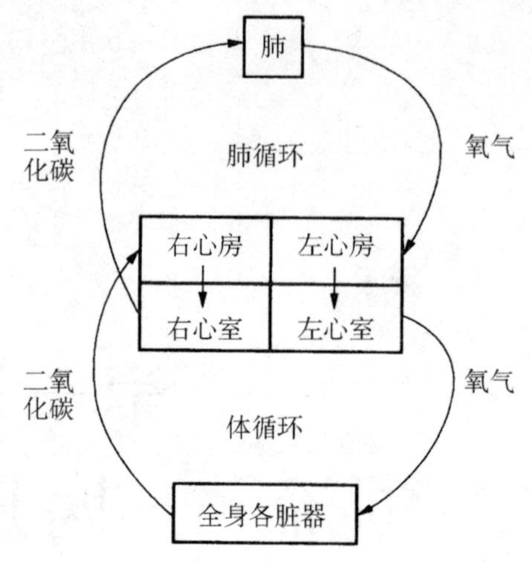

图1-2　人体血液体循环

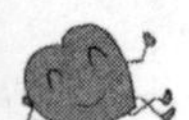

二、心脏的冠状动脉循环是如何进行的

人体各组织器官要维持其正常的生命活动，需要心脏不停地搏动以保证血液运输。而心脏作为一个泵血的肌性动力器官，本身也需要足够的营养和能源，供给心脏营养的血管系统，就是冠状动脉和静脉，也称冠脉循环（图1-3a、图1-3b）。

心脏本身的血液供应源于左、右冠状动脉。冠状动脉是供应人体血液的动脉。心的形状如一倒置的前后略扁的圆锥体，如将其视为头，则位于头顶部、几乎环绕心脏一周的冠状动脉恰似一顶王冠，这就是冠状动脉名称的由来。心脏本身的循环称为冠脉循环，它由冠状动脉、毛细血管和冠状静脉组成。其生理功能是供给心肌氧气和营养物质，带走其代谢产物。

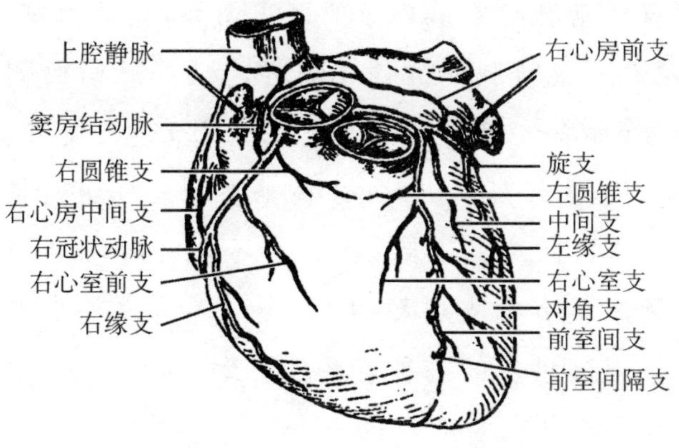

图 1-3a 冠状动脉解剖平面图(前面观)

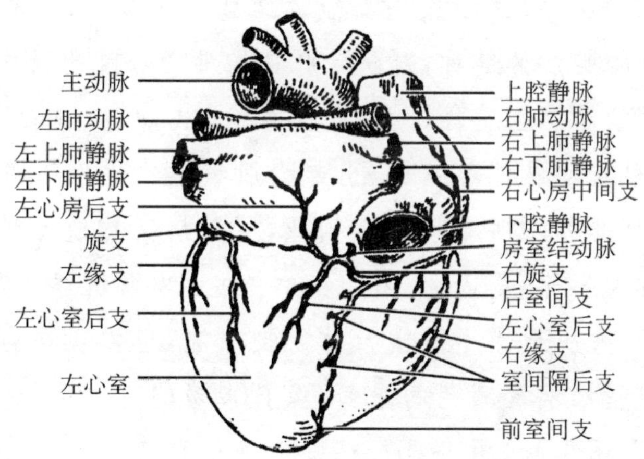

图 1-3b 冠状动脉解剖平面图(后面观)

由于收缩时心脏受到很大压力,因此,大部分血液都在舒张期流经冠脉循环,即心脏的血液供应主要是在舒张期完成的。冠状血管血流量的多少主要取决于舒张期血压的高低和舒张期时间的长短。如心舒张期血压过低,或舒张期过短,都可使冠状动脉血流量减少,从而影响心脏功能。

在安静状态下,人体冠状循环的血流量约为 225 毫升/分,占心排血量的 4%～5%。剧烈活动时,可增加 4～5 倍。这种代偿能力称为冠状动脉储备。

正常人的冠状动脉存在着广泛的侧支循环,包括同侧冠状动脉之间的侧支循环,左右冠状动脉间的侧支循环,动、静脉间的侧支循环,心脏动脉与心外动脉(如支气管动脉及乳房内动脉)间的侧支循环等。仅在较大的冠状动脉闭塞90%以上时,这些血管才呈现明显扩张,起代偿作用,可供应约30%的血流。因此,侧支循环丰富时,冠状动脉闭塞也不会发生心肌梗死。具有侧支循环的冠心病患者,也较少发生猝死,说明侧支循环是心脏血液供应的一种重要代偿途径。

三、冠心病是一种什么病

随着社会环境的变迁,冠心病已与许多人成了"朋友"。但是要问冠心病究竟是怎么回事,许多人未必能说清楚。实际上,冠心病是冠状动脉粥样硬化性心脏病的简称,冠状动脉是指供应心脏的动脉之谓称。这是一种由于冠状动脉固定性(动脉粥样硬化)或动力性(血管痉挛)狭窄或阻塞,发生冠状动脉循环障碍,引起心肌氧供需之间失衡而导致心肌缺血、缺氧或坏死的一种心脏病。因此,冠心病又称缺血性心脏病。而之所以将其称为粥样,是因为16世纪,一位古埃及医学专家,在自己的父亲病逝以后,大胆地做了一次尸体解剖研究,他发现在自己父亲的动脉血管壁上有一堆堆黄颜色的东西,像日常喝的麦片粥,他便给这些物质取名"粥样"(图1-4a、图1-4b)。

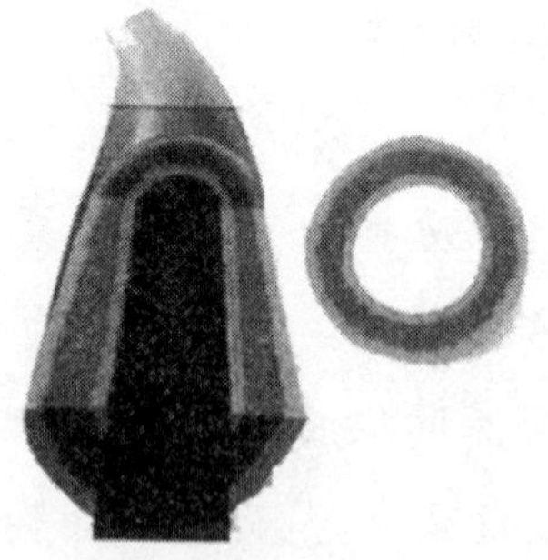

图1-4a　正常血管

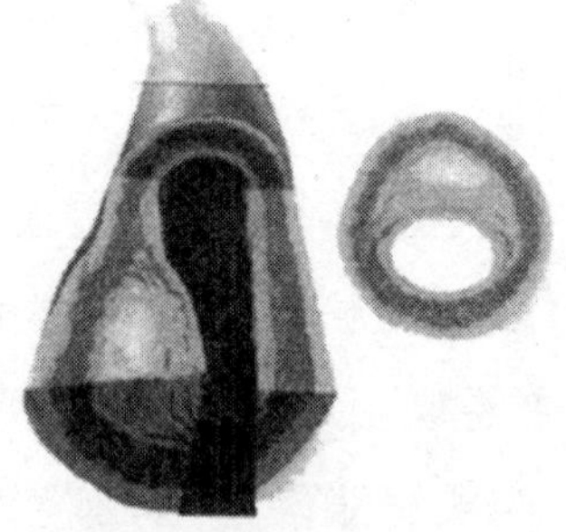

图1-4b　粥样硬化血管

冠状动脉之所以能够发生狭窄或阻塞,主要是因为冠状动脉发生了粥样硬化所致。这种粥样的斑块，积集在冠状动脉内膜上，久而久之，越积越多，使冠状动脉管腔严重狭窄甚至闭塞，如同自来水管或水壶嘴被长年堆积的水碱堵塞变窄一样，从而导致了心肌的血流量减少，供氧不足，使心脏的正常工作受到不同程度的影响，并由此产生一系列缺血性表现，如胸闷、憋气、心绞痛、心肌梗死甚至猝死等。

四、冠心病是最凶残的杀手

我们已经知道冠状动脉给心肌供应血液，心脏才有能量把血液输送到全身，如果冠状动脉出了问题，心脏的正常运行就会受到严重的威胁。事实也是如此，冠心病目前已经是人类健康最为凶残的“杀手”，已成为中老年人第一位的致死原因。在国内，据统计每100位40岁以上的中国人就有4～7人是冠心病患者，每年有250万患者死于冠心病，平均每天死亡的人数超过7 000人，且发病率随着老龄化的到来还在不断地增高。就全世界而言，半个世纪以来，冠心病也已成为威胁人类健康最严重的疾病之一。据世界卫生组织（WHO）公布的资料，全世界每年至少有1 700万患者死于冠心病；以美国为例，在总死亡人数中，每年有24.7%死于冠心病，约50余万人；患心肌梗死的人数每年达100余万。

五、冠心病能够治愈吗

冠心病对人类的危害很大，但是只要能够得到及时有效的治疗，完全可以控制，也有可能治愈。这是因为，冠状动脉循环有很大的潜力，潜在能力的主要方面在于存在着侧支循环，侧支循环能使得心壁的血液供应获得改善。临床实践也证明，急性冠状动脉阻塞后，治疗方法正确，几天后心脏就可建立侧支循环。随着治疗方法的不断进步，如调脂药物的应用，进行冠状动脉旁路移植术，融栓和支架置入等各种保健方法的综合运用，以及心脏的侧支循环的更加丰富，侧支循环更加良好，冠心病患者的病情将大大改善。由此可见，尽管冠心病是一种严重威胁人们生命的疾病，但患了冠心病绝不可忧心忡忡，而应积极治疗，全面了解学习冠心病预防、保健知识，充分发挥心脏本身的保护功能，使之达到恢复健康的目的。

六、冠心病的五种表现形式

冠心病其病理变化主要是冠状动脉粥样硬化，并在此基础上发生痉挛，使心脏发生急性短暂性或慢性持续性的缺血、缺氧。冠心病按病变部位、范围、程度和特点的不同分为五型。

※ 隐匿型冠心病

隐匿型冠心病又叫无症状性冠心病，是指中年以上（男性 40 岁、女性 45 岁）的病人，休息时心电图上有明显缺血样改变，或运动试验呈阳性，又无其他明显临床症状者。另外，在心电图普查中发现一些患者，既无冠心病史也无心肌梗死病史，而在心电图上表现为陈旧性心肌梗死，也应诊断为隐匿型冠心病。由于隐匿型冠心病平时没有症状，往往得不到人们的重视，所以在生活中可引起非常严重的后果，往往能杀人于无形之中，可以说隐匿型冠心病是极为隐蔽的杀手。

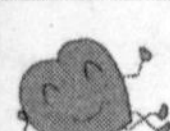

※ 心绞痛型冠心病

心绞痛是冠心病较常见的症状，以发作性的胸骨后疼痛为特点。心绞痛又分为劳累性心绞痛和自发性心绞痛。劳累性心绞痛的特征是由于运动或其他增加心肌需氧量所诱发的短暂胸痛，休息或舌下含化硝酸甘油后，疼痛常可迅速消失。自发性心绞痛的特征是胸痛发作与心肌需氧量的增加无明显关系；与劳累性心绞痛相比，这种疼痛一般持续时间较长，程度较重，且不易为硝酸甘油所缓解。生活中不同人的心绞痛发作表现不一，多数人形容其为“胸部压迫感”“闷胀感”“憋闷感”，部分病人感觉向双侧肩部、背部、颈部、咽喉部放散。

※ 心肌梗死型冠心病

心肌梗死是冠状动脉供血中断之后引起的心肌坏死。图 1-5a 是正常血管，血液在里面流动，图 1-5b 显示血栓完全堵住了血管，血液流不过去，心肌没有血液供应就会坏死，就会形成心肌梗死。

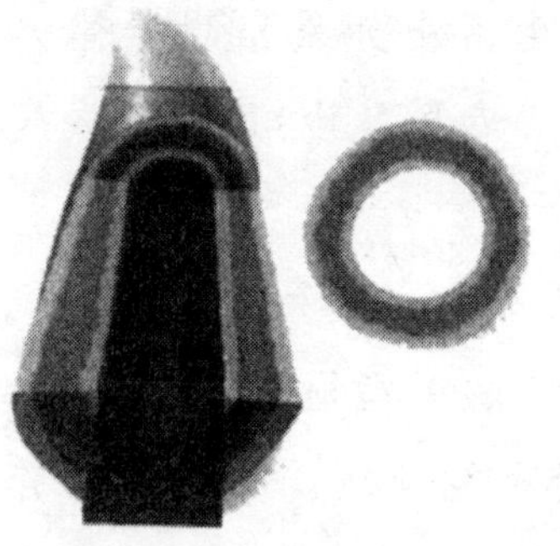

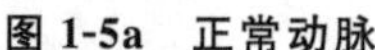
图 1-5a 正常动脉

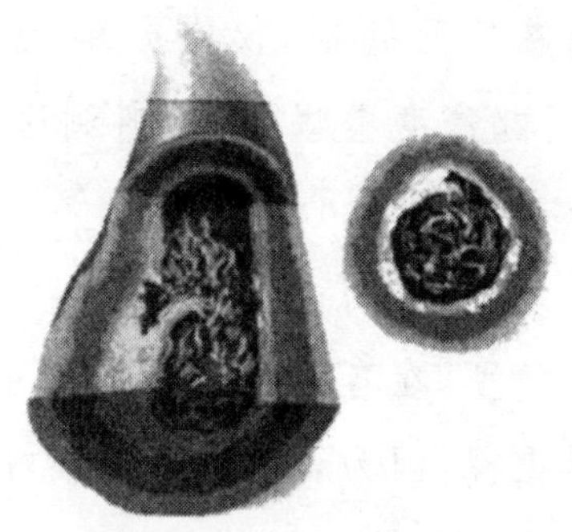
图 1-5b 栓塞血管

心肌梗死患者大多数可有心前区疼痛，还可有其他症状；心电图有特殊改变，其他客观检查也有相应发现。1/3～2/3 的急性心肌梗死病例有促发因素可查。其中以体力活动及精神紧张、情绪激动最为多见。心肌梗死的主要特点可综合为：剧烈而频繁的心绞痛是心肌梗死的先兆；剧烈而持久的胸痛伴有昏厥和出汗是心肌梗死的典型发病表现；心肌梗死的并发症（休克、心力衰竭、心律失常），是导致心肌梗死患者死亡的主要原因。

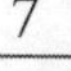
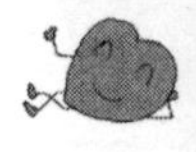

剧烈而频繁的心绞痛是心肌梗死的先兆，剧烈而持久的胸痛伴有昏厥和出汗是心肌梗死的典型发病表现，但并非所有的“心肌梗死”都如此“典型”。应警惕非典型心肌梗死，以免误诊而贻误抢救。另外，心肌梗死的预后与梗死范围的大小、侧支循环建立的情况以及治疗是否及时、恰当有关。急性期的死亡率最高。恢复期病人亦可因心律失常而发生突然死亡。

※ 心律失常型冠心病

心律失常是这一类型冠心病主要或唯一的证候，但心律失常并非完全是由冠心病导致的唯一原因，心律失常还常见于其他原因的心脏病人，个别情况也可见于无器质性心脏病的正常人。其临床表现是一种突然发生的、规律或不规律的心悸、胸痛、眩晕、心前区不适感、憋闷、气急、手足发凉或晕厥等。心律失常以心电图改变为金指标。有少部分心律失常患者可无症状，仅有心电图改变。生活中如果出现心律失常的症状，应引起高度警惕，须及时到医院心血管专科就诊，以免延误病情。

※ **猝死型冠心病**

猝死是指自然发生、出乎意料的突然死亡。猝死型冠心病是冠心病的一种类型，在各种心脏病导致的猝死中，猝死型冠心病占大多数，极受医学界重视，因为，目前国内外对猝死尚不能预测。也有人将猝死型冠心病称为原发性心脏停搏，因为世界卫生组织临床命名标准化专题组的报告，特意省略去猝死的定义，而将此型称为原发性心脏停搏，因为猝死是心脏停搏的结果。需要指出的是因急性心肌梗死而在短时间内死亡者不属此型。

七、你为何会是冠心病患者

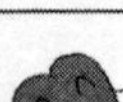

冠心病主要是由于冠状动脉粥样硬化导致心肌缺血、缺氧所致。引起动脉粥样硬化的机制尚不完全明确。目前普遍认为，冠状动脉粥样硬化的形成，是由多种因素促发的一个病理过程，这些因素被称为冠心病的易患因素或危险因素。归纳起来，普遍认可的冠心病易患因素有下列几种。

※ **冠心病与年龄有关**

冠心病的发病率随年龄的增长而增高，发病年龄与冠心病的发病成正比关系，年龄越大发病率越高，程度也随年龄的增长而加重。有资料表明，自 40 岁开始，每增加 10 岁，冠心病的发病率增长 1 倍。男性 50 岁、女性 60 岁以后，冠状动脉硬化发展比较迅速。同样，心肌梗死的危险也随着年龄的增长而增长。所以，对于年龄偏大的中老年人应定期到医院做心脏检查，以防冠心病的发生。但近年来在我国的冠心病病例中，45 岁以下发生冠心病的不乏其人，甚至 20 多岁的年轻人患冠心病的也可见到。

※ **冠心病与职业有关**

职业影响人的身体健康。经常有紧迫感的工作者较易患冠心病。

也就是说职业紧张与冠心病关系密切，并且随着职业紧张程度增加，冠心病发病率显著增加。这也表明职业紧张是引起高血压病、冠心病发病的重要危险因素。研究还表明，体力活动少，脑力活动紧张，尤其是知识分子发病人数明显高于其他人群。所以，脑力劳动者加强对冠心病的预防和检测很有必要。

※ 冠心病与性别有关

冠心病对不同性别的人也有所侧重，男性冠心病发病率明显高于女性。男女比例为2∶1，女性冠心病平均比男性晚发10～15年，但随着年龄的增长，女性冠心病的发病率逐渐增高，55—70岁达到高峰。男、女冠心病差距主要存在于50岁以前。女性绝经期后冠心病发病率也会相应增加，这是因为女性在绝经期后，体内雌激素减少，而雌激素能通过对血脂的影响而抑制动脉粥样硬化的进程。女性冠心病虽说发病较晚，但患者出现临床症状时，其预后方面的优势逐渐消失，临床也发现女性的急性心肌梗死病死率一般高于男性，长期存活率也比男性低。

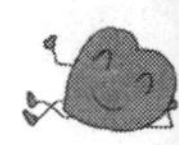

※ 冠心病与肥胖有关

肥胖是引起冠心病的主要因素之一。体重超出标准的肥胖者（超重10%者为轻度、20%者为中度、30%者为重度）易患本病。向心性肥胖即俗称的“大腹便便”者发生冠心病的危险性更大。由于肥胖，全身需氧量相对增多，促使心排血量增加，心脏负担加重；其次，肥胖者体力活动较少；另外，肥胖者体内合成三酰甘油、胆固醇都比较高。

肥胖是人体内含有多余脂肪的一种病态表现。一般来说，超过标准体重的10%，称为超重，而超过20%，就属于肥胖了。成年人男性标准体重（千克）＝身高（厘米）－105，女性：标准体重（千克）＝身高（厘米）－100。若男性身高为165厘米者，其计算方法为：标准体重（千克）＝165－105。但此法对于身高超低者或超高者不准。

※ 冠心病与遗传有关

有关统计资料和医学研究表明：父母中有一个患冠心病，其子女冠心病发病率为双亲正常者的2倍；若父母均患有冠心病，则其子女发病率为对照组的4倍；若父母均早年患冠心病，其子女发病率较无冠心病双亲的子女高5倍。这说明冠心病有家族发病的倾向，与遗传因素有关。因为，冠心病的病变基础是冠状动脉粥样硬化，而动脉粥样硬化与内分泌功能失调、饮食结构不当及家族遗传等因素关系密切。

※ 冠心病与吸烟有关

吸烟危害人类健康，这是因为烟草中含有许多种有害物质，尤其是引起心血管疾病的物质。与冠心病发生有关的化学物质有10余种，其中主要是尼古丁和一氧化碳。这些物质对心血管系统有以下几方面的危害性：①影响血脂代谢，使有益的高密度脂蛋白胆固醇（HDL-C）降低，对能维护动脉壁正常功能的内皮细胞有损害作用（完整的内皮细胞具有维护血管内壁的光洁度，防止动脉粥样斑块形成，调节血管舒缩等功能），使心率与心排血量加重，还可促使血管收缩而使血压升高。这些均使心脏负担加重，使血小板聚集率增加及循环中纤维蛋白酶原增加而提高血液黏滞性。以上种种改变均可促使或加速冠状动脉或脑动脉的粥样硬化形成。临床也发现吸烟者与不吸烟者比较，本病的发病率及病死率增高2～6倍，且与每日吸烟支数成正比。②大量吸烟还可导致冠状动脉痉挛，促使或加重心肌缺血的发生。冠心病患者如继续吸烟可使病情加速发展，易发生心肌梗死。

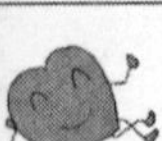

※ 冠心病与糖尿病有关

糖尿病容易引起动脉粥样硬化已被公认，临床中也发现糖尿病患者冠心病的发病率、心肌梗死的发病率及病死率远较无糖尿病者高，且发病早。之所以如此，是因为糖尿病患者多伴有高脂血症，这会加速动脉粥样硬化，促使血栓形成和引起动脉堵塞。同时，近期的研究表明胰岛素本身具有抗炎症的作用，故可能降低动脉粥样硬化的危险性；但当出现胰岛素对被作用的组织效应降低而发生胰岛素抵抗时，其高胰岛素症则促进动脉粥样硬化。

※ 冠心病与高血压有关

高血压是冠心病的重要易患因素，血压增高与冠心病密切相关。

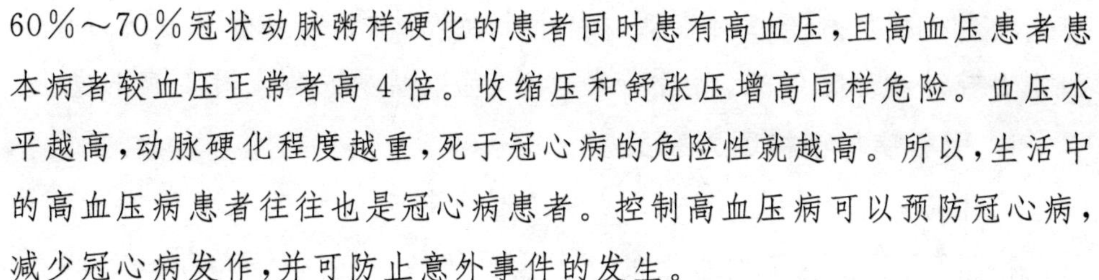

60%～70%冠状动脉粥样硬化的患者同时患有高血压，且高血压患者患本病者较血压正常者高4倍。收缩压和舒张压增高同样危险。血压水平越高，动脉硬化程度越重，死于冠心病的危险性就越高。所以，生活中的高血压病患者往往也是冠心病患者。控制高血压病可以预防冠心病，减少冠心病发作，并可防止意外事件的发生。

※ 冠心病与高血脂有关

高脂血症是指血中三酰甘油和胆固醇增高，它是动脉粥样硬化形成的主要因素，是诱发冠心病的重要危险因子。临床实践发现，血脂高者患冠心病的概率明显增加，脂肪摄食过多或代谢失常而致血脂异常，如总胆固醇、三酰甘油、低密度脂蛋白胆固醇(LDL)或极低密度脂蛋白胆固醇(VLDL)增高，高密度脂蛋白胆固醇(HDL)降低，均易患本病。高胆固醇血症者较正常者患冠心病的危险性增加5倍。大多数高胆固醇血症是后天形成的，高脂肪及高胆固醇饮食是主要原因。

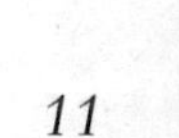

控制血脂的根本措施在于节制高脂饮食。中老年人如果为了一饱口福，经常大鱼大肉，摄入过多的动物脂肪，那么血液中的胆固醇、三酰甘油就会增高。当然在正常情况下，糖类食物主要生理功能是为机体提供热量，但如果食入过量，未被代谢的部分也可转化为脂肪，储存体内，引起血脂升高。

※ 冠心病与性格有关

冠心病与人的性格特点相关。科学家通过研究把人的性格分成A、B两型。A型性格的人性情急躁，进取心和竞争性强，工作专心而不注重休息，强制自己为成就而奋斗，紧迫感强，动作节奏快，锋芒毕露，容易激动，对挫折耐受性差。B型性格的人则缺乏竞争性，与A型正相反。医学工作者指出A型性格是冠心病的高发人群。A型性格又被称为冠心病易患性格，是比较独立的冠心病危险因素。

※ 冠心病与体力活动有关

流行病学研究显示，从事体力劳动者，冠心病的发病率与病死率明显低于非体力劳动者。体力活动能增加高密度脂蛋白含量。经常运动的人的冠心病发病率相对较低。基于上述说法，非体力劳动者应经常参加体力劳动和体育锻炼，而且持之以恒，可以减少或防止冠心病的发生。

※ 冠心病与精神因素有关

人体是一个由神经与内分泌系统联系起来的复杂而精密的网络体系，精神因素正是这个网络上的一个重要纽结。它通过神经内分泌系统作用于心血管。当人精神紧张或激动、发怒时，可使心跳加快，心肌收缩力增强，心肌耗氧量增加。在长期反复的精神紧张因素的影响下，小动脉可持续收缩，造成动脉壁变性增厚，管腔狭窄，血压持久性升高。长期反复的精神紧张可以造成高脂血症，同时改变血流动力学状态，使血液黏稠度升高，从而促使冠心病的形成。

八、冠心病的临床报警信号

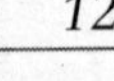

冠心病患者早期多无明显症状，仅在偶然普查身体时才被发现。早期发现，及时治疗冠心病，对患者的预后会带来极大的好处。可是大多数患者都发现得较晚，有的人发现冠心病时，病情已经非常严重。由于早期冠心病常没有明显的不适症状，所以，掌握早期发现冠心病的办法就特别重要。

※ 胸部疼痛

胸部疼痛往往是冠心病的信号。如果您的家人及周围朋友出现以下情况时，请您提高警惕：突然出现胸骨后或左胸部疼痛；体力活动时有心慌、气短；饱餐、寒冷时感到心悸或胸痛；容易出现疲劳并且有胸闷。尤其是劳累或精神紧张时出现胸骨后或心前区闷痛或紧缩样疼痛，并可向左肩、左上臂放射，持续3～5分钟，休息后自行缓解者；体力活动时出现胸闷、心悸、气短，休息时自行缓解者。如出现以上症状，就须提高警惕，及时发现冠心病的发生。

※ 心悸胸闷

中老年人没有原因的心悸、胸闷往往是冠心病的先兆。如有以下症状，须到医院进行检查：饱餐、寒冷时或看惊险影片时出现心悸者；夜晚睡眠枕头低时，感到胸闷憋气，需要高枕卧位方感舒适者；熟睡或白天平卧时突然心悸、呼吸困难，须立即坐起或站立方能缓解者；性生活或用力排便时出现心慌、胸闷、气急者；听到噪声便引起心慌、胸闷者；反复出现脉搏不齐，不明原因心跳过速或过缓者。上述症状往往同时伴有胸痛。

※ 心跳缓慢

在我们周围还能经常看到一些冠心病患者心跳很慢，有时每分钟跳50次以下，有的每分钟只有30～40次。这又是为什么？这有可能是由于冠心病患者的心脏长期缺血缺氧，使心肌组织细胞发生了不同程度的变化，起搏、传导系统也受到损害所致。冠心病患者的心肌收缩力已经有所下降，如果心跳很慢严重影响了心脏向机体供血，病人就会感到头晕、心悸、气短，有的还会出现晕厥。所以，如果有人有心跳缓慢的表现，则应去医院就诊，明确诊断，及时进行救治。

※ 下牙疼痛

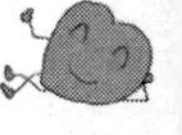

人常说："牙痛不是病。"可能很多人会认为牙痛根本不算什么，所以，也就不把它放在心上。但心血管病专家提醒您，有时牙痛会是冠心病的征兆，尤其在运动、劳累、情绪波动后出现的下牙痛更应警惕。最为明显的例证就是有些人下牙痛用镇痛药无效，而做全面检查后发现他们患有冠心病，服用冠心病治疗药后下牙痛消失。由此，专家们认为下牙痛和下颌痛往往是冠心病的奇特信号。所以，临床医生强调，50岁左右的人，特别是男性，出现服用镇痛药不能缓解的下牙痛，口腔科检查又无牙病者，应考虑是否患有冠心病，应及时到医院做检查，以便确定诊断。冠心病引起的牙痛常有以下几个特点：运动、劳累、情绪波动后易牙痛；疼痛发生比较突然，常伴有胸闷不适、大汗淋漓等表现；牙痛程度较剧烈，但既往无类似病史，检查时无明显牙病：牙痛无确切部位，常感觉几个牙或一排牙都在痛，而牙病引起牙痛的部位比较明显，疼痛一般在3～5分钟内消失；牙痛经牙科医师处理或服用镇痛药无效；心电图检查心肌有缺血表现，口服抗心绞痛药物后牙痛消失。

※ 耳垂皱褶

耳垂皱褶纹是指两侧耳垂有深而斜行向下连贯的皱褶，大多起于耳屏切迹，斜向后至耳垂外下缘，多呈线形、弧形（较短或不连贯者不在内）。近年来国内外学者发现，罹患冠心病的人，耳垂上几乎都有一条皱褶。之所以如此，是因为动脉粥样病变会累及全身小动脉，引起微循环障碍，耳垂作为末端部位，是一种既无软骨又无韧带的纤维蜂窝状组织，易受缺血、缺氧的影响，产生局部收缩，导致皱褶出现。所以，耳垂皱褶纹也可作为诊断早期冠心病的征象之一。并且由于耳垂皱褶纹易于发现，故在临床诊断中有一定的实用价值。中老年人平时不妨常用镜子照照自己的耳垂，若发现有皱褶纹，应警惕冠心病的可能。但需要说明的是有耳垂皱褶的人并非一定是冠心病患者，仅可作为诊断的参考。

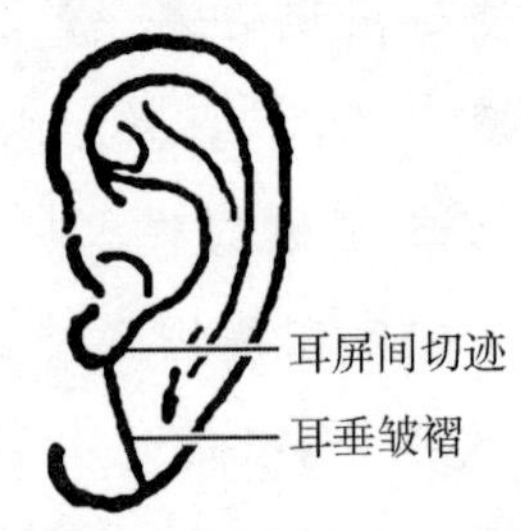

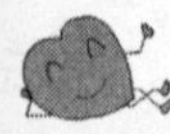

※ 耳鸣眩晕

中老年人如果不明原因地出现耳鸣、眩晕等症状，预示着可能患有早期的动脉硬化或冠心病。因为，耳的听觉感觉器位于内耳，内耳感受器的微细结构与大脑组织一样，不耐受缺血和缺氧，而且其缺氧的耐受性比心肌更为敏感。所以，一旦动脉硬化发生，内耳血液供应因动脉硬化、狭窄而缺血，耳鸣、耳聋、眩晕等症状会在循环系统未有症状表现之前发生。

※ 眼球出现老年环

有的医生在临床中发现一些老年人的眼球角膜（俗称“黑眼珠”）靠近巩膜（“白眼珠”）的边缘部分往往有一圈灰白色或白色的浑浊环，宽 1～2 毫米，将其称之为角膜老年环。简称老年环。近年来的医学研究发现，老年环可以作为冠心病的早期信号，可作为临床诊断动脉硬化的体征之一。因为，临床发现出现老年环的中老年人几乎都有程度不同的动脉硬化症，而患有动脉硬化症的老年人绝大

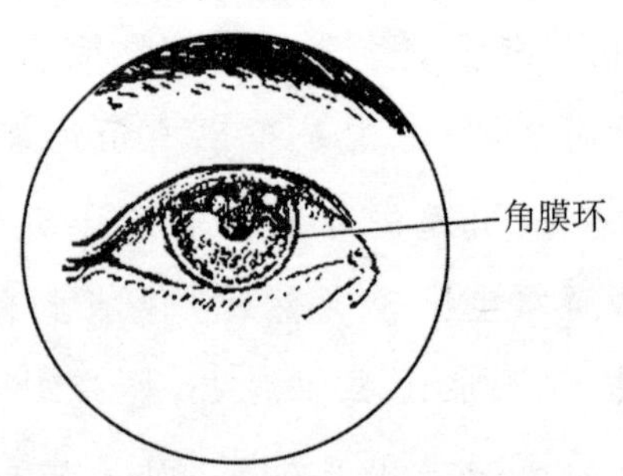

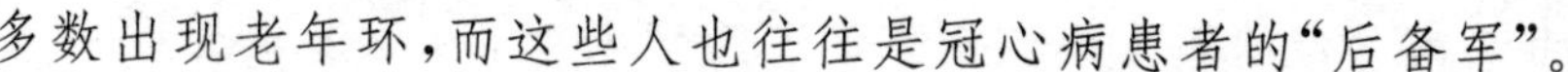
多数出现老年环，而这些人也往往是冠心病患者的“后备军”。

※ 眼皮有黄色瘤

不少中老年人，眼皮上有时会长出1～2个米粒大小圆形或椭圆形、扁平隆起、质软的淡黄色疣状物，这在医学上称为黄色瘤。这往往是由于血液中胆固醇长期蓄积，使过剩的胆固醇在眼皮上发生沉积的结果。因此，眼皮上出现黄色瘤是血中胆固醇过多的一种信号。血中胆固醇过多不但会沉积在皮肤上，更重要的是沉积到机体内的动脉血管内膜上，造成动脉粥样硬化，而此类人群是冠心病的高发人群。

※ 阳　痿

经常有男性患者给医生诉说其患阳痿的痛苦。其实，现代医学研究还发现，阳痿可能是冠心病的表现和先兆。现有的研究已证实，冠心病、高血压病、高脂血症、糖尿病、精神抑郁症，尤其是冠心病与阳痿有很大的联系。阳痿可能是心脏病的早期信号之一。因为，医生研究发现，冠心病患者中阳痿发生率比健康人高，其中完全阳痿发生率就达21%。国外有人调查了81例心肌梗死的男性病人，发现18例有阳痿，占22%，而明显性欲减退的有48人，占59.3%。

※ 腿　痛

冠心病患者心绞痛发作时，大多疼痛可放射到左肩、右臂及左手内侧的3个手指。但是，据国外心脏病专家近年来的研究发现，有些患者在心绞痛发作时表现出的却是下肢的放射性疼痛，这一点常被人忽视，还容易把人的注意力引向腿部疾病，从而造成误诊，延误治疗。专家们通过仪器检查，证实在腿部发生疼痛时确实存在心脏的缺血性病变。当腿疼痛时如果排除了脉管炎、神经痛等疾病，应考虑是否是心绞痛发作所引起的，从而为诊治冠心病提供时机。

※ 腹部疼痛

腹部疼痛有时也是冠心病的临床信号之一。如有一孙老伯，65岁大寿，一时高兴多喝了一点酒。晚上，孙老伯觉得上腹部开始疼痛，下半夜，腹痛加剧，且伴有胸部发闷的感觉，只好叫醒家人送他去医院。初时，在附近的一家区级医院，医生按消化道疾病治疗，给孙老伯开了一些胃肠用药。可是，孙老伯服药后，病情却不见好转，最后家人将他送到市级医院诊治，才知孙老伯患的是心肌梗死。事实上这种情况并不少见，所以，当中老年患者出现上腹胀痛不适等症状，特别是疼痛剧烈常伴有恶心、呕吐时一定要排除冠心病的可能。临床上易误诊为急性胃肠炎、急性胆囊炎、胰腺炎等。

※ 早白发

最新医学研究发现，白发与冠心病有着相当密切的关系，也就是说过早出现白发的人易患冠心病，是冠心病的一种易患信号。美国心脏学会的专家们分析了一组心肌梗死病患者，发现其中24%的人在30岁以前就出现了白发。有关资料表明，体内如缺乏微量元素铜和锌，即铜与锌的比例下降后，毛发就会出现黑色素生成障碍。这种情况的出现，也与冠心病的发生密切相关。因此，有少年白发的人(有的地方称之为少白头)应注意在生活中避开诱发冠心病的因素，如吸烟、肥胖和心理过度紧张等。

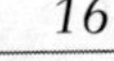

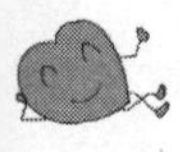

※ 舌下小血管异常

舌诊是几千年来中医主要诊断方法之一。临床经验提示，观测舌下的小血管变化是了解心脏冠状动脉循环状态的一种简便方法。中老年人如果血液黏稠度过高，有的就有可能在舌下小血管中表现出来。那么，如何观察舌下小血管的变化呢？方法是：将舌卷起，可见到舌下中央有一纵行的皱襞呈八字样排行，小皱襞的边缘不齐，有许多锯齿状小突起，称为伞襞。

伞襞和舌系带之间的黏膜深处，可见有浅蓝色的舌静脉，黏膜下则为分散的小血管，这些小血管就是主要的观察对象。若将舌下分为内、中、外三个侧带：以舌系带至伞襞为内侧带；伞襞与舌的边缘之间的部分一分为二，在近中间的区域为中侧带；靠近舌边的区域为外侧带。正常黏膜下小血管没有扭曲和扩张，更没有出血瘀点，而是呈由近到远，由大到小的血管网，主要分布在内侧带，黏膜表面光滑、细腻、色泽红润。如果舌下血管扭曲、扩张或有出血瘀点或瘀斑，即表示有淤滞现象。舌下血管曲张分布的部分限于中侧带以内，且没有瘀点（斑）者为轻度，如果外侧带血管也呈曲张且有明显出血瘀点则为重度。如果舌下有淤滞现象的中老年人，其中重要的一条就是要加强对冠心病的预防，在某种意义上它也是冠心病的早期信号。

九、什么是冠心病的三级预防

※ 冠心病的一级预防

一级预防又叫病因预防，是预防冠心病发生的根本预防措施，是对没有发生冠心病的人群，对形成冠心病的危险因素及病因采取干预措施而进行的预防。一级预防必须从幼年开始，其预防内容包括如下内容。

(1)控制血压。

(2)合理调节饮食结构及热量摄入，避免超重。防治高脂血症，降低人群血脂水平。

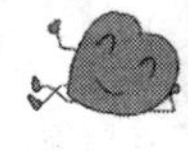

(3)戒烟。

(4)积极治疗糖尿病。

(5)饮用硬水，软水地区需补钙、镁等矿物质。

(6)避免长期精神紧张及过分激动。

(7)积极参加体育锻炼，可根据自身的特点选择1～2项有益的体育锻炼项目，坚持长期锻炼。

※ 冠心病的二级预防

二级预防指已患有冠心病者，控制其发展和防止并发症，使其更好地康复。二级预防要做到“三早”即早发现、早处理、早治疗。只有做到“三早”才能使冠心病后遗症降到最低程度。一级预防的所有措施，对于二级预防都十分重要。同时应避免冠心病发作的诱因，如饱餐、大量饮酒、过劳、精神紧张、情绪激动、突然的寒冷刺激等，并定期接受预防性体格检查。在上述方法效果不满意时，应在医生指导下选用不良反应小的扩张冠状动脉药物、β受体阻滞药等，以防止冠心病的发生与发展。

一旦出现冠心病的急性发作，如严重的心绞痛，应严格卧床休息，立即用扩张冠状动脉药物，最好就地治疗，待情况相对稳定后再送往医院，这样可以减少心肌梗死的发生。

近年来不少学者主张小剂量服用阿司匹林，能有效地防止血小板凝聚，从而预防冠心病的急性心肌梗死的发生。

※ 冠心病的三级预防

所谓三级预防是对冠心病患者在服药治疗中防止药源性疾病，防止药物的不良反应发生，尤其防止肝、肾损伤，防止心肌梗死，防止猝死而言。老年患者用药应“少而精”，防止多用与乱用药物。即冠心病 A、冠心病 B、冠心病 C、冠心病 D 的预防。

A：即阿司匹林和血管紧张素转化酶抑制药(ACE)：阿司匹林每日 50～150 毫克，可显著减少冠心病患者心脏事件的发生，并可在已患心肌梗死时降低病死率 30%。在著名的 HOPE 试验中，ACE 抑制药雷米普利使冠心病、心肌梗死、卒中和糖尿病发病减少。目前临床使用的 ACE 抑制药还有卡托普利(开博通)、依那普利等。

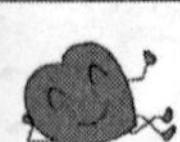

阿司匹林具有改善冠状动脉循环的作用，上百项研究证实，中小剂量(75～160 毫克/日)的阿司匹林防治心脑血管疾病，不仅价廉、方便，而且能降低心肌梗死和卒中危险近 30%。另一项研究揭示，长疗程服用阿司匹林能明显降低冠心病患者的远期病死率，尤为运动耐量受限的冠心病老年人显著。小剂量的阿司匹林能抑制血小板聚集，预防血管内血栓形成。因此，阿司匹林也可作为预防心肌梗死发生的常规治疗药物，一般每天服用 150～300 毫克，一次口服，也可分次口服。在冠心病急性发作时，嚼碎阿司匹林后吞服的效果比直接吞服效果更好。

B：即 β 受体阻滞药和控制血压：在已患冠心病的患者 β 受体阻滞药是降低病死率、提高生存率、降低心力衰竭和心脏猝死发生率最有效的药物，对于防治室性心动过速、心室纤颤和心律失常极为有效。控制血压可减少心血管病发生，血压降低 20/10 毫米汞柱可使脑卒中发病率降低 50%，整个心血管病发病率降低 50%，心力衰竭发病率降低 30%。

C：即降低血清胆固醇和戒烟：已有5个以上里程碑性的研究证实，他汀类药物降低总胆固醇可减少心脏事件30%，脑卒中27%。根据美国成人胆固醇教育计划ATPⅢ的建议，每天进食脂质占总热量的30%左右，饱和脂肪（动物脂肪）小于总热量7%，多不饱和脂肪占总热量的10%，单不饱和脂肪占20%。并有Avert试验证实，对稳定的冠心病患者采用强力降脂，对于减少心脏事件发病的疗效胜过心脏介入治疗。控制吸烟可使心脏病减少1/2。

D：即控制糖尿病：控制糖尿病，除使用胰岛素和降糖药外，应多进食植物纤维，并控制总热量、减轻体重和多运动。

十、冠心病的五条防线是什么

※ 防发病

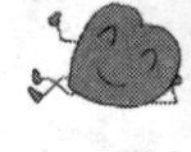

防发病即防患于未然。最基本的措施是改变不健康的生活方式，特别是中老年人，经常进行有氧代谢运动，如走路、跑步、爬山、跳绳、骑自行车、滑旱冰等，长期进行这些运动能提高机体的携氧能力，增强心、肺功能。提倡健康饮食与戒烟限酒。现在有很多人处于亚健康状态，却不知道改善其症状的重要途径。一级预防的重点有3个：干预血糖、干预血压、干预血脂三项指标。其中干预血脂异常是一级预防的重中之重。但干预的是危险水平，而不是单一的血脂水平。对血糖的干预方法，是患者需接受强有力的行为干预，改变不良生活方式，“五驾马车”并进，强化降压、降脂治疗。对血压的干预是使高血压患者的血压控制在140/90毫米汞柱以下。如有波动，必须及时用药。

※ 防事件

我们知道，发生心肌梗死、脑卒中等严重事件的基础是“不稳定斑块”破裂后引发的不同程度的血栓，而且患者50%以上无先兆症状而突然发作，目前尚无准确的预测手段。防止此类事件发生的核心有两条：一是通过改善血管内皮功能、抗炎和抗栓作用促使其斑块稳定。应用他汀类药物，能稳定粥样硬化斑块，调节血脂。使稳定性心绞痛不向不稳定的方向发展。对于不稳定或急性心肌梗死患者,促使其向稳定转化,防止心肌梗死及脑卒中的发生。冠心病患者总胆固醇必须保持在4.68毫摩/升以下,低密度脂蛋白胆固醇必须降至2.6毫摩/升以下,方为达标。临床中有不少患者通过服用他汀类降脂药胆固醇达标后,就停止服药,这其实是错误的。因为,在绝大多数情况下,胆固醇高并非饮食摄入,而是代谢引起的。仅通过饮食并不能有效控制胆固醇。因此,患者还是需要长期服用降脂药,或终身服用。二是抗栓。最便宜、最有效的老药阿司匹林是首选药,预防用量75～80毫克,每日1次,晚上睡前服。对冠心病患者来说,阿司匹林是无条件需终身服用的。但在不稳定的心绞痛或者急性心肌梗死发病时,第1次阿司匹林服用量不应小于150毫克,应将药片嚼碎服下,以便更快地发挥作用。但要注意两点:一是高血压患者应该在血压控制达标后,再联合使用阿司匹林。二是注意减少出血并发症,有溃疡病史者,尤其是老年患者应更加小心。目前为了加强治疗,对于不稳定性斑块,单用阿司匹林还不够,对于高危病人还应联合使用氯吡格雷。其不良反应小,对胃刺激小,对减少白细胞的威胁小,现已成为冠心病介入治疗(PTCA,球囊扩张支架)前后的常规用药。

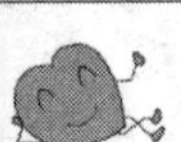

※ 防后果

发生心肌梗死等严重事件后,及时识别、及早干预,尽可能挽救心肌,挽救生命。即“有胸痛症状时,一定要去医院”。因为,冠心病最常见的表现是胸痛,而且急性心肌梗死50%以上无先兆,大多以突发胸闷、胸痛为主要临床表现。而从血栓形成到心肌组织坏死,动物学实验是1小时,在人身上最长是6～12小时。“命系1小时”,就是医学上抢救的黄金时间。治疗越早,挽救的心肌越多。时间没抓住,患者将付出致残、致死的代价。目前在相当多的百姓中间存有3个误区:一是忽视心肌梗死的紧急信号——胸痛,因为,心肌梗死的发生常常在后半夜至凌晨,患者往往因不愿叫醒亲属,而熬到天亮,从而坐失良机。二是一向没病、没有胸痛的人突发胸痛时,以为是胃痛,挺挺就过去了。三是心肌梗死发生在白天时,患者就诊的基层单位顾虑转诊有危险,没将患者转到具备抢救条件的大医院治疗，致使宝贵的“时间窗”关闭而死亡。

※ 防复发

“亡羊补牢，为时未晚”对已获救的心肌梗死、脑卒中的存活者，最重要的是防止复发。临床实验表明，二级预防对于控制这类疾病有重大意义，为便于记忆可归纳为A、B、C、D、E为符号的5个方面。

A：Aspirin抗血小板聚集(服阿司匹林或氯吡格雷、噻氯匹定)，Anti-anginal therapy抗心绞痛，硝酸酯类制剂。

B：beta-blocker预防心律失常，减轻心脏负荷等，blood pressure control控制好血压。

C：cholesterol lowing控制血脂水平，cigarettes quiting戒烟。

D：diet control控制饮食，diabetes treatment治疗糖尿病。

E：education普及有关冠心病的教育，包括患者及其家属，exercise鼓励有计划的、适当地进行运动锻炼。每个患者必须逐条逐项严格按照以上5条去做，才能有效控制危险因素。再就是患者应对自己的病情、病程进行自我管理，并记录健康档案，探索自己的健康规律。

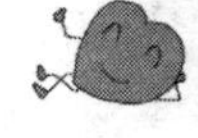

※ 防治心力衰竭

慢性心力衰竭是患心肌梗死10～15年后的一个常见归宿，因为，慢性心力衰竭预后差，花费巨大，已成为全球最沉重的医疗负担。慢性心力衰竭的用药要逐渐调整剂量，需相对固定的医生负责个体化的系统治疗过程。目前对慢性心力衰竭有很多新的治疗方法，药品也相对便宜，但住院费用较高。患者最好在大医院心力衰竭门诊建立档案，再与社区的电子病历形成联网，设家庭病历，对每位患者的病情实施监控。这样就可以让一些慢性的重病患者回归社会、回归家庭。用最小的代价、最高的质量挽救更多的生命。

十一、冠心病预防应从青年开始

不少人认为冠心病是老年病，等到40多岁再预防也不晚，其实不然。冠状动脉粥样硬化的病理变化过程是一个相当长的过程。其病变发生可从幼年开始，最早者见于新生儿。研究资料表明：10—20岁的人其发生率可达13.3%。如美国曾对平均年龄22岁的300名士兵的尸体进行尸检，发现这些死亡的青年中，肉眼可看到冠状动脉病变者达77%。日本一组尸体解剖资料表明10—30岁的少年和青年893人中，冠状动脉粥样硬化的发生率明显增高，老年期更是如此。因此，医学专家提醒：所有人都会产生某种程度的动脉粥样硬化，只不过是有人还没有发展到足以表现出临床症状而已。也就是说动脉粥样硬化症状是逐步表现出来的，对于有的人来说从青少年时代就已经开始，因而，对冠心病的预防，应从青少年时期就予以重视，如此才能降低冠心病的发病率。

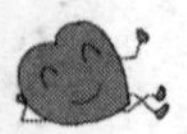

第二章 饮食营养讲宜忌——冠心病须知

一、冠心病患者宜常吃的食物

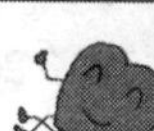

中医早就有药食同源之说。也就是说有些东西，只能用来治病，就称为药物，有些东西只能作饮食之用，就称为食物。但其中的大部分东西，既有治病的作用，同样也能当作饮食之用，叫作药食两用。中药与食物的共同点是可以用来防治疾病，它们的不同点是，中药的治疗药效强，用药正确时，效果突出。但不可忽视的是，药物虽然作用强但一般不会经常吃，食物虽然作用弱但天天都离不了。我们的日常饮食，除供应必需的营养物质外，还会因饮食的性能、作用或多或少的对人体内环境平衡和生理功能产生有利或不利的影响，日积月累，从量变到质变，这种影响作用就变得非常明显。从这个意义上讲，食物并不亚于药物的作用。但需要说明的是食物能够在一定程度上防治冠心病，但对于冠心病患者来说，如果单纯使用食物治疗是不行的，治疗中要以药物为主，食疗为辅，药物和食物结合起来，才能收到较为明显的疗效。另外，选择治疗冠心病的食物时，没必要一次吃得过多，关键在于长期适量食用。

※黄　豆

现代医学发现许多食物具有降低血胆固醇的作用，黄豆就是其中之一。为什么黄豆可以降低血浆胆固醇呢？这是因为黄豆中的植物固醇，人体不仅不能吸收它，而且还能抑制胆固醇的吸收。其原理可能是，植物固醇的分子结构与胆固醇的极其相似，可以作为竞争性抑制药，抑制肠腔中的胆固醇水解，从而减少了胆固醇的吸收。因此，营养学家主张冠心病患者常食用黄豆，应用其中的植物固醇来降低血浆胆固醇的浓度。也有人做过这样的实验，饮食中用黄豆制品代替肉类与乳制品，3周后，血液中总胆固醇降低，高密度脂蛋白胆固醇增高，同时三酰甘油也相应降低，使动脉血管与心脏得到有效保护。另外，黄豆还具有强大的抗氧化作用，保护细胞免受自由基的损害，从而达到预防和治疗冠心病的目的。由此可见，经检查有冠心病或血脂高的患者，可以通过经常吃黄豆及一些豆腐、豆芽菜以及其他豆类食物，把它作为一种治疗手段来降低血胆固醇。对于没有冠心病或血脂不高的人，同样可以常吃些黄豆及豆类食品。这样，可以起到预防高脂血症的作用，对预防动脉粥样硬化和冠心病是大有好处的。

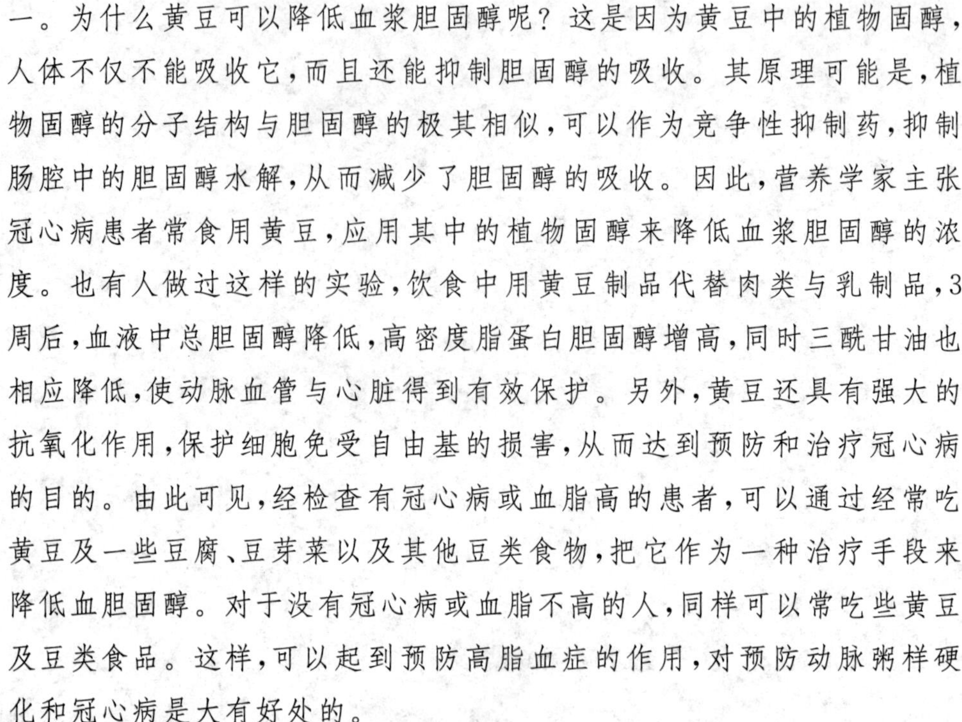

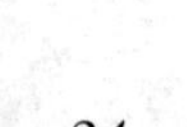

※大　蒜

大蒜是常用的调味品，被称为天然的抗生素，在夏季食用可预防痢疾和腹泻。大量临床实验研究发现，大蒜及其有效成分，对高脂血症有预防作用，使血清胆固醇明显降低，全血凝集时间明显延长，且大蒜可以防止高密度脂蛋白降低，提高纤维蛋白溶解性。又有实验表明生吃比熟吃作用效果更明显，能减慢或防止动脉粥样硬化的形成，能像清洁工一样，把血管内壁的“垃圾（胆固醇）”及时清扫掉。那么究竟吃多少大蒜，才能起到预防冠心病的作用？有人研究发现，每天服用生大蒜即可起到上述预防作用，虽然每天坚持食用对于绝大多数的人是不现实的，但长期坚持食用对冠心病还是益莫大焉。

※牛　奶

目前普遍认为，能降低人体胆固醇的食物，均有助于防止冠心病的进一步发展。牛奶就是一种可以降低胆固醇的食物，对冠心病有益无害。那么，牛奶为什么有降低胆固醇的作用呢？主要是因为牛奶中含有可以抑制人体肝脏合成胆固醇的物质。另外，牛奶中含有丰富的钙和乳清酸，这两种物质均可以降低食物中胆固醇的吸收。由此可见，牛奶可以通过这两种作用，降低体内胆固醇，从而达到减缓冠心病发展的目的。牛奶除了上述降低胆固醇的作用外，还是营养丰富的食品。它含有丰富的蛋白质、钙，而胆固醇含量很低，可谓是高蛋白、低胆固醇食品。牛奶不仅含钙量高，而且吸收好，可作为补充钙的良好来源。而钙对心肌还有保护作用。牛奶还含有多种维生素和无机盐。冠心病患者，如能经常饮用牛奶，对身体有良好的营养作用，对延缓冠心病的发展很有好处。

※ 鱼　类

科学家们研究发现，鱼的脂肪中含有多种不饱和脂肪酸，它能够影响人体脂质代谢，降低血清胆固醇和血清三酰甘油以及低密度脂蛋白和极低密度脂蛋白，从而保护心血管，预防冠心病。事实是不是这样呢？据报道，欧美人冠心病发病率高，而日本人冠心病的发病率较低，我国的舟山渔民和北极的爱斯基摩人几乎不患冠心病，据说都与吃鱼有关。就是说鱼类的摄入可能是冠心病发病率低的重要原因。国外许多研究也都证实鱼类在防治冠心病中的作用。由此可见，冠心病患者多吃鱼有益身心健康。生活中如能定时进食一定量鱼类食物可以说是预防和治疗冠心病的一条好途径。

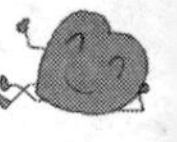

※ 海　藻

海洋藻类植物紫菜、龙须菜等，含有丰富的优质蛋白、氨基酸、维生素和人体必需的磷、镁、钠、钾、钙、碘、铁、硅、锰、锌等矿物质，其中有些成分是陆生蔬菜所没有的。近几年，世界上许多国家都开展对海藻的食用研究，发现经常吃海藻食物可使体液保持弱碱性，于健康有利，并对高血压病、冠心病等多种疾病有辅助治疗作用。近年来，海洋植物药学有了很大的发展，许多海藻类的提取物，在冠心病的防治方面已显露出它们的作用。大量的实验和临床研究同时证明，这些海藻提取物能有效地降低血脂和血液黏稠度，改善血液流变学指标，提高血中高密度脂蛋白水平，从多方面起着预防冠心病及心肌梗死的作用。目前这些海藻提取物临床上广泛应用于冠心病心肌梗死的防治，收到良好的效果。由此可见常吃海藻类食物是防治冠心病颇为方便的一种方法。

小贴士

过去人们只是认为海带含碘量高，对预防甲状腺肿大有效，但现在发现海带还具有不少其他特殊的营养和药用价值。现代药理研究证实，海带有降低血压、降低血脂，对动脉硬化及冠心病有一定的治疗和预防作用。海带中含有丰富的纤维素，在人体肠道中好比是“清道夫”，能够及时地清除肠道内废物和毒素，因此，可以有效地防止便秘的发生，这一点对于高血压病、冠心病患者特别重要。海带还富含多种无机盐及胡萝卜素，常吃海带既能有效地预防白血病、癌症，又能防治动脉硬化、降低血脂、降低血压、防止甲状腺功能障碍等，是老年人的长寿菜。

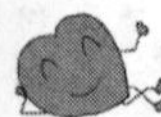

※ **螺旋藻**

螺旋藻(SPL)，为颤藻科藻类植物螺旋藻的全体。螺旋藻的营养成分非常丰富，几乎含有人类从自然界获得食物的全部营养成分。研究发现，螺旋藻所含的植物性脂肪中，80%为不饱和脂肪酸，同时含有生物活性物质——螺旋藻多糖和γ-亚麻酸等成分。不饱和脂肪酸在体内能降低胆固醇；γ-亚麻酸在血液中与胆固醇接触后，能使胆固醇溶解而从动脉硬化的蚀斑中溶出，将胆固醇带回肝脏后排出体外，并使血管保持清洁通畅。医学专家对高脂血症患者做胆固醇负荷试验，发现螺旋藻制药能抑制血中胆固醇上升，能使高密度脂蛋白胆固醇上升，抑制低密度脂蛋白胆固醇上升。国内多家医疗单位对螺旋藻制药进行了大量的临床研究，均证实螺旋藻在降低血脂、预防高脂血症、防止动脉粥样硬化方面有保健功效。

※ **玉　米**

玉米具有抗血管硬化的作用。玉米中亚油酸含量高达60%以上，还有卵磷脂和维生素E等，这些物质均具有降低血清胆固醇，防治高血压、动脉硬化，防止脑细胞衰退的作用，有助于血管舒张，维持心脏的正常功能。玉米还含有较多微量元素硒、镁，丰富的赖氨酸等成分，这些成分尤其是对冠心病患者具有一定的好处。玉米适宜于绝大多数人食用，特别是那些长期食用精米精面和精制食品的人，更应该食用一些玉米。

※燕　麦

营养专家指出，几块钱一袋的燕麦片，不但能让人们在早餐时裹腹，还可有效地促进心脏健康，减低患冠状动脉粥样硬化性心脏病的概率。在人们与冠心病斗争的时候，燕麦片是很便宜且随手可得的“武器”。这是因为绿色植物——燕麦含有丰富的蛋白质、维生素，且富含亚油酸、燕麦胶和可溶性纤维，常食可降低血液中的胆固醇。国外学者还研究发现，一杯半煮熟的燕麦片就能提供人体每天所需的水溶性纤维，促进胃肠的消化功能，从而增强抗御冠心病的“战斗力”。如果30天内每天都吃一碗燕麦片，98%的人体内胆固醇含量降低，原本胆固醇含量越高的人，降低的程度越大。

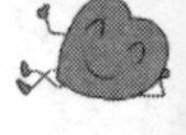

※洋　葱

洋葱是人们日常生活中的一种主要蔬菜，很难指出还有哪一个国家的人尚未品尝过它那特有的辛辣味。公元前3 000年埃及陵墓上的蚀刻画把洋葱奉为神圣的物品。古代埃及人把右手放在洋葱上起誓，相信它是一种永恒的象征，因为，洋葱是一层层组成的圆形体。有一种洋葱甚至还被当作神来崇拜。但对于冠心病患者来说，洋葱真可谓能预防治疗冠心病之神。洋葱含有刺激溶纤维蛋白活性成分，多吃洋葱可以减少血液中胆固醇的含量，能有效的调节血压，舒张血管，减少血管的阻塞；能够对抗体内儿茶酚胺等升压物质以及促进钠盐排泄等作用，达到维护心血管健康的目的。

洋葱不论生、熟、煎、煮，都有同样的抗动脉粥样硬化的作用。实验证明，冠心病患者每日食用100克洋葱，其降低血脂作用较好。民间有健康男性食用油煎洋葱，能抑制高脂肪饮食引起的血浆胆固醇升高，预防冠心病的说法。

※ 胡萝卜

胡萝卜又叫黄萝卜、红萝卜，原产于中亚，性味甘、平。元代以前传入我国，我国各地广为栽培。因其颜色靓丽，脆嫩多汁，芳香甘甜而受到人们的喜爱。胡萝卜对人体具有多方面的保健功能。这是因为胡萝卜富含维生素A，每100克中含胡萝卜素362毫克（换算成维生素A相当于2015国际单位），是一种防癌蔬菜。它还含5种人体必需氨基酸，十几种酶以及钙、磷、铁、氟、锰、钴等矿物元素和纤维素，这些成分显然对预防冠心病大有好处。胡萝卜中还含有槲皮素、山柰酚等，临床医学已证明它能增加冠状动脉血流量，降低血脂，促进肾上腺素的合成。因此，胡萝卜食疗又具有降低血压、增强心脏功能等功效。总之，胡萝卜的营养和药用价值都很高，民间常将其作为食疗入药。

※ 生　姜

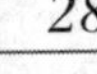

生姜以去腥除膻的本领和自身特殊的辛辣芳香，受到人们的青睐。在日常生活中，除了用它做调味品以外，还可用于医药和提取香精的原料，民间有“冬吃萝卜夏吃姜”之说。其实生姜还是冠心病患者首选的食物之一。这是因为生姜中主要含有姜油，姜油中的有效成分是油树脂和胆酸螯合物，能够阻止胆固醇的吸收，并增加胆固醇的排泄。生姜中的姜醇、姜烯、姜油萜、姜酚等，可促进血液循环。

※ 蜂　蜜

营养学家认为蜂蜜能改善血液成分和血管壁的营养，增加血管弹性，保护和促进心脏功能。科学家研究证明，蜂蜜可补偿心肌不间断工作的能量消耗，它还能使心血管扩张，改善冠状动脉的血液循环，促使冠状动脉血流正常。更重要的是蜂蜜中含有微量乙酰胆碱类物质，它对心脏疾病有良好的治疗作用。医学专家们建议，患有严重冠心病的人，宜每天饮用25～50克蜂蜜，连续饮用30～60天，将有较为明显的疗效。

※ 茄　子

茄子是夏秋季节的时令新鲜蔬菜，自古就在全国各地栽培。从颜色上看，茄子有紫色、黄色、白色和青色4种；从形态上分，茄子常见的有

3种:球形的圆茄、椭圆形的灯泡茄和长柱形的线茄。茄子的吃法,既可炒、烧、蒸、煮,也可油炸、凉拌、做汤,不论何种做法都能烹调出美味可口的菜肴。由于茄子含有丰富的维生素,尤其是维生素PP(即烟酸和烟酰胺),常吃茄子可以防止胆固醇升高;茄子还含有皂草碱,可增加微血管的弹性。所以,营养学家主张冠心病患者应把茄子作为常选食物。

※ 西红柿

西红柿内含有大量的西红柿红素,具有很强的抗氧化能力,可以扫除危害人体的氧自由基。氧自由基是带多余电子的氧分子或氧原子,可损伤血管和心肌,在动脉粥样硬化和心律失常、心肌梗死中起很坏的作用。因此,西红柿红素能预防冠心病、心肌梗死、动脉硬化等,同时可大幅度减少前列腺癌的发病概率。西红柿红素还可以抑制细胞合成胆固醇、降低血液中胆固醇及三酰甘油的浓度,从而防止各种心血管疾病的发生。脂肪组织中含高浓度西红柿红素的人与含低浓度西红柿红素的人相比,其发生心肌梗死的危险率要低48%。西红柿还是很好的维生素C的来源。由于西红柿红素是脂溶性的,所以必须经过油脂烹调才能自然释放出来,才更有利于人体有效吸收。因此,加工过的西红柿制品,如西红柿汁、西红柿酱、西红柿糊、西红柿沙拉酱和西红柿汤,比生西红柿更有效。

※ 橘　子

研究人员研究发现,吃橘子的人患冠心病、高血压病、糖尿病、痛风的概率比较低。专家认为,橘子富含维生素C与柠檬酸。如果把橘子内侧的薄皮一起吃下去,除维生素C外还可摄取膳食纤维——果胶,它可以促进通便,并且可以降低胆固醇。此外,橘皮苷可以加强毛细血管的硬度,降低血压,扩张心脏的冠状动脉。因此可以说,橘子是预防冠心病和动脉粥样硬化的食品。但要指出的是橘子性温热,一次不可吃得太多,特别是在口舌生疮、食欲不振、大便硬结等已有中医火证的情况下,千万不可再吃橘子,否则将如火上浇油。

※ 坚果类食物

医学工作者提示:每天适量进食一些坚果,如核桃、杏仁、榛子、花生、松子仁等可以预防心脏病。这是因为坚果富含抗氧化剂及单不饱和脂肪酸，可以降低血液中的总胆固醇，抑制低密度脂蛋白胆固醇的氧化过程。坚果大都富含维生素E，它能使老化的动脉血管重现活力。因食用高脂肪食物而产生动脉粥样硬化的猴子，饲以维生素E之后，动脉粥样硬化的程度逐渐减轻，甚至出现逆转。

二、冠心病患者忌吃的食物

在我们每个人的一生中有不计其数的食物“穿肠而过”，那么，在这么多食物中，怎样才能保证我们选择得科学与合理，却是一门重要的学问，因为，食物中有的与自身的疾病是彼此相克的，有些食物的作用与疾病是相佐的；有些是碱性食物，有些则是酸性食物；有些是热性食物，有些又是寒性食物。这些食物中有些对于某些疾病是有一定禁忌的。这些知识地取得有赖于我们不断地学习，尤其是对于身患疾病的人，更应该懂得食物禁忌这一食用时应遵循的“法纪”。

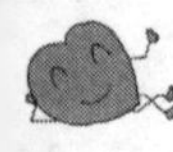

※螃　蟹

相当多的冠心病患者认为螃蟹肉质细嫩，味道鲜美，营养也十分丰富，蛋白质的含量比猪肉、鱼肉都要高出几倍，钙、磷、铁和维生素A的含量也较高，为上等名贵水产品，从而就不加限制地食用。但营养学家说螃蟹并非人人适宜，冠心病患者就不宜食用螃蟹，这是因为螃蟹的每100克肉中含胆固醇235毫克，每100克蟹黄中含胆固醇460毫克，尤其是秋蟹味美营养高，如果过量食用，可能会给冠心病患者健康带来损害，加重冠心病病情。

※咖　啡

咖啡既香浓味美又提神解乏，已成为很多人喜爱的饮品。据测定，咖啡中含有蛋白质、脂肪、粗纤维、双糖、咖啡碱等多种营养成分，长期饮用低浓度咖啡对正常人是有益的。如果科学饮用就是对于一般冠心病患者影响也不明显，但如果过量饮用对于较为严重的冠心病患者而言，则有害无益。因为，咖啡里含有大量的咖啡因，具有明显的中枢兴奋作用，并可增强心室收缩力，加快心率，使血压升高，可引起冠心病患者心慌、气短、胸闷。如病人心电不稳定，大量饮咖啡可能导致严重心律失常，甚至造成危险后果。因此，对心肌梗死后心律失常、心功能不全以及频发心绞痛的冠心病患者应尽量少饮或不饮咖啡。

※ 鸡　汤

鸡汤营养丰富，汤浓味鲜，是老年人、患者、产妇喜爱的滋补品，也是宴席上的佳肴。大多数人都习惯用老鸡炖汤喝，甚至认为鸡汤的营养比鸡肉好。然而这种难得的佳品并非人人皆宜。中老年人、体弱多病者或处于恢复期的病人、冠心病患者就不适宜喝鸡汤。其实，鸡肉所含的营养比鸡汤要多4倍，而鸡汤的胆固醇含量要比其他食物高许多。所以中老年人及冠心病、高血压病、肾功能低下、胃酸过多、胆道疾病的患者，盲目喝鸡汤只会进一步加重病情。

※ 空腹食香蕉

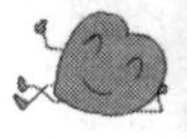

营养学家说，香蕉内含有丰富的糖和纤维物质，具有助消化和通便等功效。但空腹吃香蕉不利于健康，尤其是心脏功能不好的人。因香蕉富含镁离子，空腹吃大量的香蕉，可导致血液中镁与钙的比例失调，对心血管产生抑制。所以专家提醒，不要空腹时吃香蕉，一般应选择在饭后或不是饥饿状态时吃比较安全。

※ 辛辣食物

心肌梗死患者忌食的辛辣食物一般是指辣椒、鲜姜、葱、蒜、花椒等具有一定刺激性的食物。中医学认为辛辣食物可助阳化热，耗灼津液，肠道津液少则易引起便秘。如果心肌梗死患者排便困难，则会导致排便时心肌耗氧增加，加重梗死症状。所以，心肌梗死患者禁食辛辣食物，否则会引起不良后果，甚至猝死。

三、冠心病患者饮食方式宜忌

冠心病患者大多是中老年人，如果不从饮食方式上科学地行事，则会降低老年人的消化功能和吸收功能，使中老年人出现营养不良，甚至导致一系列疾病。所以人过中年后,在饮食上要注意有异于青年人的饮食方式,尤其是患有冠心病的患者更应注意其自身病情对饮食方式的制约。

※ **吃饭忌过饱**

冠心病患者进餐不宜吃得过饱,尤其是饭后容易发生心绞痛的患者,更应引起警惕。因为,吃过多的食物,特别是高蛋白、高脂肪食品,较难消化,会使腹部胀满不适,膈肌位置升高,增加迷走神经兴奋性,从而影响心脏的正常收缩和舒张。又由于消化食物的需要,饭后全身血液较多地集中在胃肠道,使冠状动脉供血更显不足,而进一步加重心肌缺血、缺氧,容易诱发心绞痛、心律失常,甚至发生急性心肌梗死而危及生命。

晚餐过饱危险性更大,因为,入睡后血液的流速较缓慢,如果晚餐进食脂肪较多,吃得过饱,血脂就会大大增高,增加血液黏稠度,从而较多地沉积在血管壁上,影响血管弹性。因此,专家们建议,冠心病患者应采取少食多餐的方法,每日吃 4～5 餐,每餐以八分饱为宜。

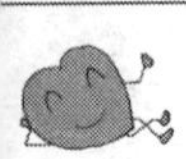

※ **忌不吃早餐**

虽说不吃早餐是所有人的禁忌之处,但对于冠心病患者尤为重要。研究表明,不吃早的人,血中胆固醇比吃早餐的人要高 33%左右,吃早餐的人比不吃早餐的人,心脏病发作的可能性要小。临床也证实,早上起床后 2 小时内,心脏病发作的概率比其他时间高 1 倍左右,这种情况可能与较长时间没有进餐有关。科学家在研究血液黏稠度及血液凝集问题时发现,不吃早餐的人血液黏稠度增加,使流向心脏的血液量不足,因而易引起心脏病发作。

四、冠心病患者宜食的保健粥

我国古代医学文献中有很多有关保健粥治疗冠心病的记载。中医学认为药物的作用是治疗预防疾病、保健强身、延年益寿,保健粥就具备了食物药物的功能。因为,保健粥形如食品,性同药品,保健粥食品是药物以食物为载体,通过类似食物的烹调方法加工制作,使药物食物共同发挥一定功效的一种物品。它既不同于一般的食品，也不同于一般药品，它和食物一样具有色、香、味等感官性状，又应具有药物服用安全、无毒、有效的要求。两者结合，相互协同，能达到药借食力，食助药效的目的。

※ 薤白葱白粥

【配方】 薤白10～15克(鲜者30～60克)，葱白2茎，白面粉100～150克或粳米50～10克。

【制法】 将薤白洗净切碎，与白面粉用冷水和匀后，调入沸水中煮熟即可；或改用粳米一同煮为稀粥。

【用法】 每日均分为2～3次温热服，3～5日为1个疗程。

【功效】 降血脂，促消化，散瘀血。适用于高血压病、高脂血症、冠心病。

※ 首乌大枣粥

【配方】 粳米100克，大枣3～5枚，制何首乌30～60克，红糖或冰糖适量。

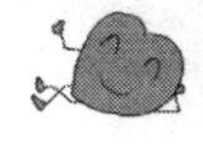

【制法】 将制何首乌煎取浓汁，去渣，与粳米、大枣同入沙锅内煮粥，粥将成时放入红糖或冰糖调味，再煮沸即可。

【用法】 每日服1～2次，7～10日为1个疗程，间隔5日再服。

【功效】 降血脂，促消化，散瘀血。适用于高血压病、高脂血症、冠心病。

※ 山楂粳米粥

【配方】 山楂50克，粳米100克，白糖适量。

【制法】 先将山楂煎取浓汁、去渣，再加入粳米及适量开水熬粥，然后加沙糖调味即可。

【用法】 当点心服用，但不宜空腹服用。

【功效】 降血压，降血脂，促消化，散瘀血。适用于高血压病、高脂血症、冠心病、食积停滞者。

小贴士

山楂，又名红果、棠棣，为蔷薇科植物山里红或山楂的干燥成熟果实。山楂味酸、甘，性微温，有开胃消食、化滞消积、活血散瘀、化痰行气之功效，可用于肉食滞积、癥瘕积聚、腹胀痞满、瘀阻腹痛、痰饮、泄泻、肠风下血等。山楂能防治心血管疾病，具有扩张血管、增加冠状动脉血流量、改善心脏活力、兴奋中枢神经系统、降低血压和胆固醇、软化血管及利尿和镇静作用。注意胃酸过多、消化性溃疡和龋齿者及服用滋补药品期间忌服用。山楂有破血散瘀的作用，孕妇忌用。

※ 桃仁粳米粥

【配方】 桃仁 9 克，粳米 100 克。

【制法】 先将桃仁捣碎，加水研汁去渣，加粳米熬为稀粥。

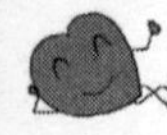

【用法】 每日 1 次，温服，7 天为 1 个疗程。

【功效】 活血通经，散瘀止痛。适用于高血压病及冠心病患者，怀孕妇女及腹泻者不宜服用。

※ 大蒜粳米粥

【配方】 紫皮蒜 30 克，粳米 100 克。

【制法】 置沸水中煮 1 分钟后捞出蒜瓣，再将粳米煮粥，待粥煮好后，再将蒜放入粥中略煮。

【用法】 可早、晚食用。

【功效】 降血脂。适用于冠心病并发高脂血症、高血压病患者食用。

※ 红花山药粥

【配方】 红花 6 克，山药 25 克，粳米 100 克。

【用法】 可早、晚食用。

【制作】 将干山药用清水浸泡 1 夜，切成薄片；红花洗净；粳米淘洗干净。将山药、红花、粳米放入铝锅内，加清水 800 毫升，置武火上烧沸，再用文火煮 35 分钟即成。

【功效】 补脾，减肥。适用于冠心病患者食用。

小贴士

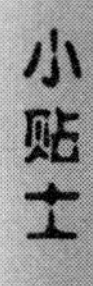

红花，又名黄兰、红兰花、草红花、红花菜，为菊科二年生草本植物红花的花冠。红花具有活血通经、祛瘀止痛的功能，主治妇女经闭、难产、死胎、产后恶露、瘀血作痛及治疗跌打损伤等疾病。现代研究表明，红花有扩张冠状动脉、降低血压以及降低血清总胆固醇和三酰甘油的作用。

※ 豆浆花生粥

【配方】 豆浆500克，花生米、大米各50克，白糖或精盐适量。

【制法】 将花生米、大米洗净，入豆浆中，下锅，可酌情加适量清水，煮粥，调入白糖或精盐。

【功效】 补虚润燥，降压降脂。适用于冠心病伴有高血压病、高脂血症等病。

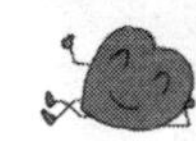

【用法】 每日1剂，早、晚餐温热食用。

※ 红花大枣粥

【配方】 红花6克，大枣6枚，红糖20克，大米100克。

【制法】 把红花洗净，大枣去核，洗净，大米淘洗干净。把大米、红花、大枣、红糖同放电饭煲内，加水1 000毫升，打开电源，如常法将粥煲熟即成。

【功效】 活血化瘀。适用于血瘀型冠心病。

【用法】 每日早、晚分食。

※ 茯苓五味粥

【配方】 茯苓10克，五味子6克，大米100克。

【制法】 把大米淘洗干净，茯苓打成细粉，五味子洗净。把大米放入电饭煲内，加入茯苓粉、五味子，加水1 500毫升。如常法煮熟即成。

【功效】 安神健脾，滋养心气。适用于气虚型冠心病。

【用法】 每日早、晚分食。

※ 腐竹白果粥

【配方】 腐竹100克,白果15克,大米150克。

【制法】 将白果去壳、芯,洗净。腐竹泡发,洗净,切碎。大米去杂,洗净,放入锅内,加入适量水,放入白果、腐竹,一同煮成粥,出锅即成。

【功效】 清热润肺,补气止咳。适用于痰浊型冠心病。

【用法】 每日早、晚分食。

※ 腐竹豌豆粥

【配方】 水发腐竹150克,豌豆50克,大枣10枚,大米100克。

【制法】 将水发腐竹切成1厘米长的小段,放入碗中备用。将大枣用清水冲洗后,与淘净的豌豆同入沙锅,加水煨煮至豌豆熟烂,加入淘净的大米,拌匀,继续煨煮成稠粥,加腐竹小段,用小火煮沸即成。

【功效】 补气和胃,宁神降压。适用于气虚型冠心病。

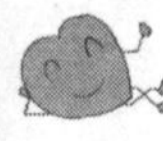

【用法】 每日早、晚分食。

※ 瓜蒌薤白粥

【配方】 瓜蒌12克,薤白、半夏各10克,大米50克,白糖适量。

【制法】 将瓜蒌、薤白、半夏煎取浓汁,去渣,加入洗净的大米共煮粥,待粥将熟时,加入白糖,稍煮即可。

【功效】 通阳散结,行气化瘀。适用于痰瘀阻络型冠心病。

【用法】 每日2次,早、晚温热服。

※ 桂枝红参粥

【配方】 桂枝3克,红参3克,当归6克,炙甘草3克,大枣6枚,大米60克,红糖20克。

【制法】 把桂枝、当归、炙甘草放入炖锅内,加清水50毫升,用中火煎煮25分钟,除去药渣,留汁,待用。红参切片,大枣去核,放入电饭煲内。米淘洗干净,与药汁一同放入电饭煲内,再加水1 200毫升,把粥煲熟,加入红糖拌匀即成。

【功效】 祛寒补血,宣痹通阳。适用于血虚寒凝型冠心病。

【用法】 每日1次,当早餐食用。

※ 首乌大枣粥

【配方】 制何首乌 60 克,大枣 6 枚,大米 100 克。

【制法】 将制何首乌洗净入沙锅(勿用铁锅)煎取浓汁,去渣,与大米、大枣煮粥,粥煮好后加冰糖。

【功效】 滋养心阴,活血清热,适用于阴虚型冠心病。

【用法】 每日 2 次。

※ 木耳水果粥

【配方】 黑木耳 20 克,苹果 1 个,香蕉 2 个,大米、小米各 50 克,白糖适量。

【制法】 将黑木耳泡发,择洗干净,切碎。苹果洗净,去皮和核,切成小方块。香蕉剥去皮,切成小段。大米、小米洗净,放入锅内,加适量水,先置于大火上煮沸,再改用中火熬成粥。将黑木耳、苹果、香蕉、白糖放入熬好的粥中搅拌均匀,煮沸即可。

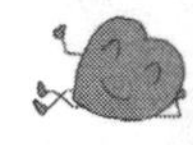

【功效】 活血通脉。适用于各型冠心病。

【用法】 当早餐或晚餐食用。

※ 大枣粟米粥

【配方】 花生米 50 克,大枣 15 枚,粟米 100 克,红糖 10 克。

【制法】 将花生米洗净,晒干或烘干,入锅,小火翻炒至熟、出香,研成细末,备用。将大枣洗净,放入清水中浸泡片刻,与淘洗干净的粟米同入沙锅,加水适量,大火煮沸后改用小火煨煮至粟米酥烂,粥将成时调入花生细末及红糖,拌和均匀即成。

【功效】 补气,养血,降脂。适用于气虚型冠心病。

【用法】 每日早、晚分食。

※ 花生葛根粥

【配方】 葛根粉 30 克,花生米、大米各 50 克。

【制法】 将葛根粉置入碗内,倒入适量清水,调成糊。将花生米、大米浸泡 1 夜,洗净,同入锅中,加水适量,大火烧开后改用小火煮至花生米、大米熟烂粥稠,调入葛根粉糊,煮开即成。

【功效】 补气宁心,降压降脂。适用于冠心病心绞痛伴有高血压病、糖尿病者。

【用法】 随量,温热食用。

※ **山药萝卜粥**

【配方】 淮山药12克,白萝卜100克,粳米50克。

【制法】 把白萝卜洗净,切成3厘米见方的块,大米淘洗干净,放入锅内。淮山药也同放锅内。在锅内加水1 000毫升,置大火烧沸,再用小火煮45分钟即成。

【功效】 补气生津,祛痰活血。适用于痰瘀阻络型冠心病。

【用法】 每日1次,早餐食用。

※ **山药薏仁粥**

【配方】 淮山药30克,薏苡仁30克,白萝卜100克,大米100克。

【制法】 白萝卜洗净切片,加薏苡仁、淮山药、大米,煮粥食用。

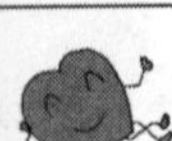

【功效】 化痰宣痹通阳。适用于痰浊型冠心病。

【用法】 每日1剂,早餐食用。

五、冠心病患者施粥治病宜忌

保健粥疗法简单易学,不受任何条件限制,不需要掌握高深的理论,只要通过实践,即可践行,达到防病治病的目的。保健粥疗法集医学理论、民间医疗经验,具有全科医学的优越性,只要运用得当,可收到明显的预防保健、防病治病作用。保健粥疗法强调对冠心病患者进行整体调理,有单纯药物所不及的疗效。更为重要的是保健粥疗法能将平时治疗寓于美食之中,长期坚持能达到其他疗法而达不到的疗效;对于无病之人还可以起到强身健体的作用。但冠心病患者的保健粥疗法要注意以下几点。

※ **应辨证施粥**

冠心病患者使用保健粥调养首先应辨证施粥,要在中医辨证论治、辨体施食的理论指导下,合理应用。因为,食物和药物一样是禀受天地阴阳之气而生，两者均具有性、味、升降浮沉、归经，也称为药性和食性。因药性、食性不同，作用也就各异。冠心病患者在施粥前应根据自身的病症、体质结合所处的地理环境、生活习惯以及季节的不同，正确的辨证、选药组方或选食配膳，做到“组药有方，方必依法，定法有理，理必有据”。只有这样才能达到预期调养的目的。

※ 应因人施粥

冠心病患者使用保健粥要因人施粥，譬如，中年时期是人的气血由盛转衰的转折时期，脏腑器官功能逐渐衰退，特别是肾精逐渐亏虚，加之生活、工作压力较大，使阴血暗耗，脏腑功能衰退，出现头晕、心慌、乏力，记忆力下降，性功能减退等一系列亚健康的表现，甚则出现早衰。这一时期的保健粥应以调理气血为主。年龄过大的冠心病患者脏腑的功能已经衰退，常出现头晕心慌、气短乏力、失眠多梦、食欲缺乏、健忘耳鸣、性功能减退、便秘等气虚血少、肾精亏虚、脾虚津枯、气虚痰凝、气虚痰瘀等一系列虚证及本虚标实证。这些冠心病患者的治疗保健粥用药宜选补精填髓、补益气血、壮腰健肾、益气活血一类的药。需要注意的是保健粥对冠心病调养确实有效，但不能操之过急，应细水长流，长期坚持。另外在选择保健粥时还要注意选择对冠心病有治疗作用的食物，如大枣、冬虫夏草、芝麻、莲子、鸡、鸭、鱼、茯苓、山药等。

六、冠心病患者宜吃的药糖方

药糖疗法是指应用某些食物及药物与糖一起熬制成药糖，是用于抗病强身的一种饮食疗法。药糖疗法可作为冠心病患者的辅助疗法之一，常服滋补药糖还可以起到保健强身祛病延年的功效。冠心病患者在使用药糖方时，主要以冰糖为宜，因为，冰糖性味平和，适应人群广泛，尤其适合于中老年人。

※ 灵芝冰糖饮

【配方】 灵芝 150 克，冰糖 100 克。

【制法】 将灵芝、冰糖加水 500 毫升，煎煮取汁 300 毫升。

【用法】 每次服10毫升,每日服3次。

【功效】 可用于冠心病调养。

※ 丹参冰糖饮

【配方】 丹参30克,冰糖适量。

【制法】 丹参入沙锅,加水300毫升,煎煮30分钟,去渣,兑入冰糖。

【用法】 睡前半小时服。

【功效】 可用于冠心病调养。

※ 人参冰糖饮

【配方】 人参100克,冰糖500克。

【制法】 上述用料加入适量水,煮20分钟。

【用法】 每日分2次服用。

【功效】 用于老年体弱、气血两虚的冠心病患者。

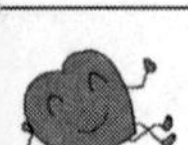

※ 燕窝参冰糖

【配方】 燕窝50克,花旗参15克,冰糖适量。

【制法】 先将燕窝用清水浸泡发开,拣洗干净;花旗参切片连同燕窝、冰糖放入炖盅内,加入适量开水,盖上盖,放入锅内,隔水炖4小时左右即可。

【用法】 每日服2次,不可过量。

【功效】 滋补提神,润肺养颜。可用于冠心病调养。

七、冠心病患者饮茶宜忌

茶能预防冠心病。这是因为茶叶中所含的维生素C、维生素E的量比一般水果高出5～25倍。茶多酚和茶碱等成分能改善微血管壁的渗透性能,有效地增强血管的抵抗能力,起到生物氧化剂的作用,防止血管壁物质的过氧化作用,从而防止血管硬化。现代医学研究也认为茶叶具有抗凝血和促进纤维蛋白溶解的作用。茶叶中的咖啡因和茶碱,可直接兴奋心脏,扩张冠状动脉,增强心肌功能。茶叶也可以降低血液中的中性脂肪和胆固醇,使体内纤维蛋白的溶解作用增大,有效地防止血凝,不致造成血栓、血淤而形成冠状动脉粥样硬化。

※ 忌喝浓茶

茶能增强心室收缩，加快心率。浓茶会使上述作用加剧，血压升高，引起心悸、气短及胸闷等异常现象，严重者可造成危险后果。由于浓茶中含有大量的鞣酸，会影响人体对蛋白质等营养成分的吸收，也会引起大便干燥，而大便干燥是冠心病患者的主要禁忌证之一。所以，冠心病患者饮茶，应掌握清淡为好、适量为佳、即泡即饮的原则。

※ 忌睡前饮茶

茶中含有咖啡碱、茶碱，对心脏有兴奋作用，能引起心跳加快，甚至期前收缩，使病情加重。尤其晚上空腹喝浓茶，因为咖啡碱的作用，常会使冠心病患者精神兴奋，有人会因此一夜失眠到天亮，对冠心病患者而言，尤为值得注意。因此，睡前最好不要喝茶，以免影响睡眠。

※ 心肌梗死者忌饮冷茶

心肌梗死患者中许多人有喝茶的习惯，但营养学家说心肌梗死患者不但要禁饮浓茶，而且要禁饮冷茶。这是因为冷茶在咽部可刺激迷走神经，引起迷走神经兴奋，导致心跳减慢，诱发心律失常从而加重心肌梗死。而不宜饮用浓茶是由于茶叶中含有少量茶碱，喝茶过浓，茶碱含量过高，会引起兴奋、失眠、心悸，加重疾病。因此，主张心肌梗死患者最好不喝茶或仅喝清淡的绿茶。

八、冠心病患者宜喝的保健茶

保健茶是指应用某些中药或具有药性的食品，经加工制成茶剂以及饮、汤、浆、汁、水等饮料，用于防治疾病的一种方法。在我国古代医学文献中有许多保健茶治疗冠心病的记载，如《兵部手集方》说："久年心痛，十年五年者，煎湖茶，以米醋和匀，服之良。"可以说保健茶疗法经过几千年的不断发展，目前已逐步总结出许多对冠心病患者行之有效的茶疗处方，临床使用多有效验。冠心病患者不妨一试。

※ **罗布冰糖茶**

【配方】 罗布麻叶6克,山楂15克,五味子5克,冰糖适量。

【制法】 将上四味用开水冲泡。

【用法】 不拘量,代茶饮。

【功效】 主治冠心病、高血压病、高脂血症。

※ **老茶树根茶**

【配方】 10年以上老茶树根30～60克。

【制法】 浓煎取汁饮服。

【功效】 辅助治疗多种心脏病。一般服用3～7天后心悸、气短及睡眠不佳等即逐步改善,尿量增多,3～5天后水肿开始逐渐消退,血压恢复正常,而X线复查,心脏阴影较前有明显缩小或改善。

※ **茶叶米醋茶**

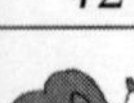

【配方】 茶叶、米醋。

【制法】 将茶叶研成细末,用米醋调服。

【功效】 清心、解郁、止痛。主治心痛之症,由火郁所致者尤宜。

※ **龙井紫笋茶**

【配方】 龙井茶或紫笋茶6克。

【制法】 煎汤,不宜久煎,少沸即止为好,和米醋分服。

【功效】 下气去积、散瘀止痛。主治冠心病。

※ **银杏叶降脂茶**

【配方】 银杏叶10克。

【制法】 置泡茶器具中,用沸水闷泡20分钟。

【用法】 代茶饮服。

【功效】 降脂、活血。主治冠心病。

小贴士 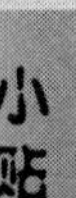

银杏叶为银杏科落叶乔木银杏的树叶。银杏是我国植物界的一大国宝,又被冠以"植物界的熊猫""千岁寿星"等美称。我国的银杏堪称全球银杏的老祖宗,因为,世界上其他国家的银杏树都是从我国引种过去的。银杏叶在以往的本草之类药书中记载较少,直到20世纪60年代,国内外学者开发和筛选天然药物时才发现银杏叶可贵的药用价值。现银杏叶已作为法定药物载入药典,谓其:性味甘、苦、涩、平,归心肺经,功能敛肺、平喘、活血化瘀、镇痛,用于肺虚咳喘、冠心病、心绞痛、高脂血症。

※ 三根活血茶

【配方】 老茶树根30克,余甘根30克,茜草根15克。

【制法】 水煎服。

【用法】 每周服6天,连服4周为1个疗程。

【功效】 化痰利湿,活血祛瘀,行气止痛。主治冠心病、心绞痛、冠心病合并高血压等。

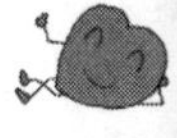

※ 丹参活血茶

【配方】 丹参3克、绿茶3克。

【制法】 将丹参制成粗末,与茶叶以沸水冲泡10分种。

【用法】 不拘时饮服。

【功效】 活血化瘀,止痛除烦。可防治冠心病、心绞痛等。

※ 红花活血茶

【配方】 红花5克,檀香5克,绿茶1克,赤砂糖25克。

【制法】 煎汤饮服。

【功效】 活血化瘀。能降血压、降血脂及扩张血管等。主治冠心病、高血压病及防治脑血栓等。

※ 山楂益母茶

【配方】 山楂30克,益母草10克,茶叶5克。

【制法】 用沸水冲沏饮用。

【功效】 清热化痰,活血降脂,通脉。主治冠心病、高脂血症。

※ 菊花山楂茶

【配方】 菊花10克,山楂10克,茶叶10克。

【制法】 用沸水冲饮。

【功效】 清热宁心,消食健胃,降脂。主治高血压病、冠心病及高脂血症。

※ 首乌山楂茶

【配方】 乌龙茶5克,制何首乌30克,山楂20克,冬瓜皮20克。

【制法】 将制何首乌、冬瓜皮、山楂同时入锅煮至山楂烂熟,滤渣取汁,用其汤汁泡乌龙茶即可饮用。

【用法】 代茶,频频饮用,可连续冲泡3～5次。

【功效】 祛脂减肥,滋补肝肾,活血化瘀。适用于各型冠心病伴有高血压病者。

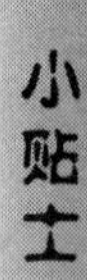

小贴士

何首乌为蓼科多年生草本植物何首乌的块根。何首乌性微温,味甘、苦、涩,具有补肝肾、益精血、涩精止遗、润肠通便等功效,适用于精血亏虚、遗精、头晕眼花、腰膝酸软、神经衰弱、高血压病、高脂血症、动脉粥样硬化、冠心病、贫血、习惯性便秘、肠神经官能症、慢性肝炎、颈淋巴结核等。现代研究表明,何首乌对血脂和动脉粥样硬化等均具有特殊作用。何首乌所含丰富的植物磷脂酰胆碱为纯天然营养素,它可除掉附着在血管壁上的胆固醇,从而降低血脂和减少动脉粥样硬化的发生,起到治疗高脂血症、冠心病、高血压病等病症的作用。注意大便溏泄及湿痰较重者不宜服用。

※ 玄参菊花茶

【配方】 玄参15克,菊花10克。

【制法】 将玄参、菊花放入锅中,加水煎煮30分钟,去渣取汁。

【用法】 代茶饮。

【功效】 滋阴清肝，降血压。适用于阴虚阳亢型冠心病，对伴有高血压病者尤为适宜。

※ 银菊楂蜜茶

【配方】 金银花15克，菊花15克，山楂15克，蜂蜜15克。

【制法】 将金银花、菊花、山楂洗净，放入沙锅中，加水煎汤，去渣取汁，调入蜂蜜即成。

【用法】 代茶频饮。

【功效】 清热解毒，活血化瘀。适用于冠心病伴有高脂血症、高血压病者。

※ 玉竹红花茶

【配方】 玉竹20克，红花5克。

【制法】 将玉竹、红花放入沙锅中，加水煎取浓汁。

【用法】 分2次代茶饮，每日1剂。

【功效】 养阴润燥，生津止渴。适用于阴虚兼血瘀型冠心病。

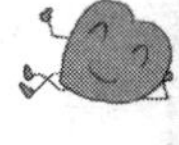

小贴士

玉竹为百合科多年生植物玉竹的根茎，是一味养阴生津的良药。玉竹性平，味甘，具有滋补气血、除烦闷、生津液、润心肺、补五劳七伤、疗虚损等功效，适用于胃热炽盛、阴津耗伤、消谷善饥、胃脘灼热疼痛、热病伤阴、咳嗽烦渴、虚劳发热、小便频数、心烦口渴、阴虚、自汗、心力衰竭及冠心病心绞痛等。现代研究表明，玉竹有预防三酰甘油升高的作用，对高三酰甘油血症有一定的治疗作用，对粥样硬化斑块的形成也有一定的缓解作用。

九、冠心病患者饮酒宜忌

李经理是一家高新科技公司的主管，为人豪爽，在酒席宴上多半主动出击，对朋友、客户们的敬酒也一向来者不拒，有多少喝多少。他说喝酒如同为人，要的是个实诚。借着酒力，他谈成了一笔笔生意，也打拼出来如今手里这个密密麻麻的客户网络。他的酒量也今非昔比，跟喝白开水没什么两样。不过,身体的毛病也随着酒量的提升日渐增多:慢性酒精肝、冠心病、三酰甘油过高这些对身体构成不小危害的病症已经大摇大摆地造访他了,可他才35岁啊!而医生却说他的冠心病和其他的病都是喝酒惹的祸,如果不加注意还要有大的麻烦。为此,医生告诫冠心病患者要注意以下几点。

※ 忌过量饮白酒

现代临床和实验研究证实,大量饮酒可增加心脏和肝的负担,大量酒精能直接损害心肌和血管内壁,造成心肌能量代谢障碍,抑制脂蛋白脂肪酶,促使肝脏合成前低密度脂蛋白,血中低密度脂蛋白(即LDL,主要含胆固醇)消失减慢,三酰甘油上升,促进动脉粥样硬化的形成。另外因为酒精可使表皮血管扩张,心跳加快,血压波动,心肌供血减少,耗氧量增加导致心肌缺血缺氧而使病情加重。因此,冠心病患者应绝对禁止过量饮酒。

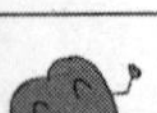

医学专家认为饮酒与冠心病病死率的关系呈"U"字形,并认为少量饮酒可以减低冠心病病人的死亡率。少量饮酒可抑制血小板聚集,具有防止血凝而起预防心肌梗死的作用。研究人员对多名发生心肌梗死的病人进行的调查表明,少量饮酒能使心肌梗死发病的可能性有所减少。那么冠心病患者一般每次饮用多少酒为宜呢?冠心病患者一般来说每日饮60度白酒不超过25毫升;一般红酒、黄酒不超过50毫升;啤酒不超过300毫升。提出这个剂量的根据是,一个体重70千克的人,每小时肝脏最多氧化15毫升乙醇(相当于60度白酒25毫升)。

※ 宜适量喝黄酒

黄酒是我国传统酒类中具有民族特色的低度饮料酒。黄酒以糯米、粳米、黍米为原料,一般酒精含量为14%~20%,属于低度酿造酒。黄酒是世界上最古老的饮料酒之一,源于中国,且惟中国有之,与啤酒、葡萄酒并称世界三大古酒。据有关专家在临床治疗中发现,冠心病患者每天饮用少量黄酒后,胸痛程度明显减轻,发病次数也明显减少。有关人员曾选择了50位冠心病患者进行系统观察,结果发现,患者饮用黄酒

5分钟后，其脉搏量、每分钟血液输出量、心脏指数、射血速率指数比饮酒前都有显著增加，对症状有不同程度的改善。常饮黄酒还可增强心肌的收缩力，因为，黄酒中含有丰富的氨基酸和微量元素，对心肌营养代谢有良好的促进作用。黄酒最传统的饮法，当然是温饮。温饮的显著特点是酒香浓郁，酒味柔和。温酒的方法一般有两种：一种是将盛酒器放入热水中烫热；另一种是隔火加温。但黄酒加热时间不宜过久，否则会淡而无味。需要说明的是黄酒虽对心脏有益，但也不宜过量饮用。

※ 宜适量喝葡萄酒

"葡萄美酒夜光杯，欲饮琵琶马上催。醉卧沙场君莫笑，古来征战几人回"。一念到这脍炙人口的诗句，不由得就会回味起葡萄酒的美味和香甜。葡萄酒用葡萄酿造，含酒精、糖分，50%为葡萄汁，并含有甲酸、乙酸、苹果酸、琥珀酸、甘油、转化糖、葡萄糖、糖精、树胶等物质，色泽美，味道浓，富有营养。是世界各国常用在宴席上的珍饮。研究人员发现，适量喝葡萄酒能阻止冠心病的发展。这是因为葡萄酒中的多酚能抑制血管中的生长因子，从而防止血管中细胞增生，避免动脉硬化。葡萄酒中含有的维生素E、胡萝卜素类抗氧化剂，能清除导致血管老化和器官癌变的超级氧化物。不过医生也警告嗜好葡萄酒的人，尽管葡萄酒能保护心脏，但过量饮用会带来严重的不良反应。

小贴士

饮用混入大蒜汁的红酒可预防冠心病，这是国外医学家最近找到的一种颇有效的预防冠心病的方法。研究表明，红酒和大蒜都有降低胆固醇的功效，两者混合后不仅对降低胆固醇会起到双倍效用，而且其中含的黄酮给能把附着在动脉壁上的脂质迅速驱除，从而预防冠心病发生。

十、冠心病患者宜喝的保健酒

保健酒是古老而常用的制剂，它能"通血脉，厚肠胃，散湿气，消忧解怒”。这是因为酒可以浸出许多水不能浸出的有效成分，是极好的有机溶媒，多数药物的有效成分都可溶在其中。而以下保健酒有时比同样的中药煎剂、丸剂作用更佳，在防治冠心病方面更有着好的疗效。

※ 冠心病酒疗方之一

【配方】 丹参、赤芍、川芎、红花、降香、何首乌、黄精各 30 克，白酒 2 500 毫升。

【制法】 将各种药放入酒坛，倒入白酒加盖密封，每日摇晃 2～3 次，浸泡半个月即成。

【用法】 每日 1～2 次，每次 10～15 毫升。

【功效】 活血祛瘀，养血安神。适用于冠状动脉粥样硬化以及心脏病患者，有胸闷、心绞痛反复发作者服用。

※ 冠心病酒疗方之二

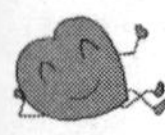

【配方】 灵芝 150 克，三七、丹参各 25 克，白酒2 500毫升。

【制法】 把药洗净切片，放入酒坛中加盖密封，每日摇晃 2～3 次，浸泡半个月即成。

【用法】 每日 2 次，每次服 15～30 毫升。

【功效】 治虚弱，活血化瘀。适用于神经衰弱、失眠、头晕、冠心病、心绞痛者服用。

※ 冠心病酒疗方之三

【配方】 枸杞子 60 克，黑芝麻 30 克（炒），生地黄汁 50 毫升，白酒 1 000毫升。

【制法】 将枸杞子捣碎，与黑芝麻同置容器中，加入白酒，密封，浸泡 20 天，再加入地黄汁，搅匀，密封，浸泡 30 天后，过滤去渣，即成。

【用法】 口服。每次空腹服 20～30 毫升，每日服 2 次。

【功效】 滋阴养肝，乌须健身，凉血清热。适用于阴虚血热、头晕目眩、须发早白、口舌干燥等症。

十一、冠心病患者喝保健酒宜忌

冠心病患者一般应从自身病情的需要、体质的强弱、年龄的差异、酒量的大小等实际情况出发，确定保健酒用量，一般每次喝15～30毫升为宜，酒量小的病人可将保健酒按1∶1～1∶10的比例与加糖的冷开水混合，再按量服用。有些患者，如患慢性肝肾疾病、高血压病、气管炎、肺心病、胃病、十二指肠溃疡及皮肤病的患者，要忌用或慎用。冠心病患者要在医生指导下使用。另外需要说明的是保健酒在医疗上不同于一般的酒，有规定的疗程，一般病除后，不应再服用。保健酒中虽也含有酒精，但服用量少，对人体不会产生有害影响。有一点应注意，选用保健酒要对症，不能拿保健酒当一般酒饮，有人以为补酒无碍，多喝一点没关系，这种认识是错误的。喝保健酒过量不但能醉人，而且会引起不良反应，所以不可以滥饮。

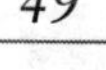

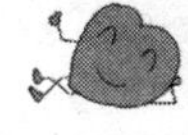

十二、冠心病患者饮食宜补的维生素

维生素是人体不可缺少的一种营养素，是“维持生命的营养素”。从生物化学概念看来，它们是这样的一类有机物：在人体内的含量很小，但生理作用很大，因为，它们参与人体物质与能量代谢，调节广泛的生理与生化过程，从而维持了人体正常的生理活动。因此，有人把维生素称作“生命催化剂”。但它与我们熟悉的三大营养物质（蛋白质、脂肪、糖类）不同，其本身既不是构成人体组织器官的成分，也不能为人体提供能量，它主要参与人体内的生理调节过程。目前被公认的人体必需的维生素有14种。维生素通常按其溶解性分为两大类：一是脂溶性维生素；二是水溶性维生素。脂溶性维生素主要包括有维生素

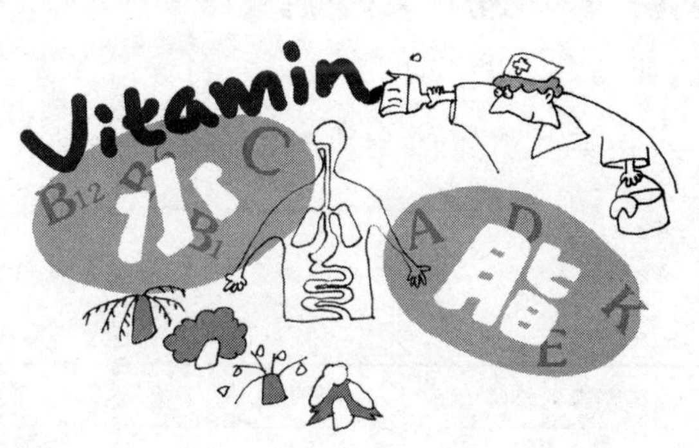

A、维生素 D、维生素 E 和维生素 K。其在人体肠道内的吸收与脂肪存在有密切的关系，吸收后可在体内储存，过量则又容易中毒。水溶性维生素主要有维生素 B_1、维生素 B_2、泛酸、烟酸、维生素 B_6、生物素、叶酸、维生素 B_{12}、维生素 C。这些水溶性维生素极易为机体吸收，具有吸收后不能储存的特点，组织达到饱和后，多余的随尿排出，一般不会造成中毒。对于冠心病患者，宜应补的维生素主要有以下几种。

※ 维生素 A

有人观察发现，如每日服足够的维生素 A(2 500～15 000 国际单位)，经 3～6 个月后，血液中的磷脂酰胆碱显著增加，并且胆固醇降至正常水平，十分有利于冠心病的预防。所以营养学家主张冠心病患者适量补充维生素 A。那么除了服用维生素 A 制药以外，维生素 A 还存在于什么食物之中呢？维生素 A 存在于动物性食物中，各种动物的肝、鱼肝油、鱼子、全奶、奶油、禽蛋等是维生素 A 的最好来源(表 2-1)。植物中的胡萝卜素吸收后，可在体内转变为有生理活性的维生素 A。胡萝卜素(维生素 A)来源于有色蔬菜，如绿叶蔬菜菠菜、芜菁叶、甜菜、萝卜叶；绿茎蔬菜芦笋、花椰菜；黄色蔬菜胡萝卜、甘薯、冬瓜、南瓜；黄色水果杏、桃、甜瓜等。胡萝卜、甜菜、杏和黄甜瓜是获取维生素 A 的首选，可以提供人体每日所需的全部维生素 A。

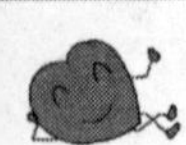

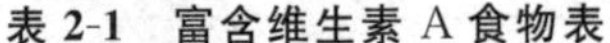

表 2-1　富含维生素 A 食物表

单位:国际单位/每百克

食物名称	维生素 V_A	食物名称	维生素 V_A
猪　肝	8 700	带鱼(咸)	483
鸡　肝	50 900	松花蛋	940
羊　肝	29 900	河蟹	5 960
牛　肝	18 300	鱼肝油	85 000
鸭　肝	8 900	沙丁鱼	100
奶　油	830	牡蛎	1 500
乳　酪	1 280	田螺	1 721
鸡蛋黄	3 500	鸭蛋	1 380

小贴士

怎样判定维生素A缺乏：营养学家指出，目前人群中维生素A缺乏症较为常见，但人们一般不太注意它。当出现下述表现时应注意是否患有维生素A缺乏症了。

◆ 视力减退，视物模糊、眼睛干涩；

◆ 抗病能力降低，易患感冒、胃溃疡等；

◆ 皮肤干燥、粗糙，指甲会出现深凹明显的白线，头发枯黄、干涩、易脱落；

◆ 生长发育缓慢，体弱多病，尤其见于儿童和青少年；

◆ 骨骼及牙发育不良，牙龈增生与角化，影响牙釉质细胞发育，使牙停止生长。

※ 维生素C

维生素C具有延缓动脉硬化、增加血管壁韧性的作用。2001年美国《科学》杂志报道，维生素C能够影响心肌代谢，增加血管韧性，使血管弹性增加，大剂量维生素C可使胆固醇氧化为胆酸而排出体外。同时营养学家建议，冠心病患者补充维生素C最好以摄入食物中的维生素C为宜。蔬菜和水果含有丰富的维生素C、无机盐、纤维素和果胶；猕猴桃、柑橘、柠檬和紫皮茄子是含有丰富维生素C的食物(表2-2)。

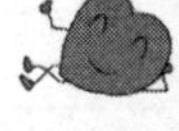

表2-2 富含维生素C食物表

单位:毫克/每百克

食物名称	维生素C	食物名称	维生素C
鲜 枣	540	菜 花	61
番 茄	8～28	萝 卜	30
苦 瓜	56	白 菜	44～47
猕猴桃	62	荔 枝	41
猕猴桃(汁)	150～400	红辣椒	159
红 薯	150	西兰花	51
沙 棘	160	桃	7～12
苜 蓿	118	柑 橘	117

※ 维生素D

研究显示65岁以上的妇女服用维生素D，其冠心病病死危险较未服用者降低近 1/3。也就是说血液中维生素 D 水平降低与心脏病发作危险增高相关。有人为评估维生素 D 与冠心病病死危险的关系的研究结果显示,在平均近 11 年的随访期间,有 420 例妇女死于冠心病,与未服用维生素 D 的妇女相比,服用者的冠心病病死危险减少 31%。所以,营养学家主张冠心病患者宜适量补充维生素 D。

※ 维生素 E

维生素 E 与生育能力有关,因此,也称抗不育维生素或生育酚等。20 世纪 50 年代以来,当人们逐渐揭开维生素 E 在人体中的奥秘时,备受人们重视的是维生素 E 的抗衰老和预防心、脑血管疾病的作用。科学家研究表明:血浆维生素 E 水平降低比高血压或高胆固醇更能预示即将发生冠心病。这是因为维生素 E 可以保护动脉血管,防止发生动脉粥样硬化。维生素 E 具有中和对人体有害的胆固醇的作用。这种观点,科学家通过临床实验得到了证实,科学家实验连续几天让有高胆固醇血症的人每天服用 400～800 国际单位的维生素 E 之后,这些人血液中低密度脂蛋白胆固醇的含量就已降到能够对动脉血管构成损害的水平以下,从而减少动脉粥样硬化的发生。所以在日常饮食中,可以多食富含维生素 E 的绿叶蔬菜以补充体内维生素 E,这不失为减少心、脑血管疾病发病危险的良策。含维生素 E 丰富的食物有:黄豆、杏仁、葵花子、全麦、小麦胚芽、花生、芝麻、桃仁、动物肝等(表 2-3)。

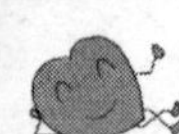

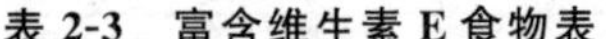

表 2-3　富含维生素 E 食物表

单位:毫克/每百克

食物名称	维生素 E	食物名称	维生素 E
麦胚油	149.4	麦　芽	12.5
核桃油	56	绿叶菜	1～10
葵花子油	44.9	蜂　蜜	1.9
棉籽油	35.3	花　粉	100
米糠油	20	花生油	22
大豆油	11	猪　肉	0.63
植物油	9.9	花　生	4.6

十三、冠心病患者补矿物质宜忌

人体所含各种元素中，除碳、氢、氧、氮主要以有机化合物形式存在外，其他各种元素无论含量多少统称为矿物质。营养学家说，矿物质在人体中仅占3.5%，而它在生命过程中起的作用却是不可估量的。因为，宇宙间的一切物质，无论是有生命的，还是无生命的，都是由元素参与构成的，尤其是矿物质，它在人生命过程中起着重要作用，参与人体组织构成和功能形成，是人体生命活动的物质基础。矿物质与有机营养素不同，它们既不能在人体内合成，除排泄外也不能在体内代谢过程中消失。所以，科学家说从生命诞生的第一天起，人体中就形成和溶解参与新陈代谢的各种矿物质，它会伴随我们每个人度过一生，也就是说矿物质是人体不可缺少的。人体内约有50多种矿物质，我们经常提起的人体所需的矿物质有钙、镁、钠、钾、磷、硫、氯、铁、铜、锌、硒等，而这些矿物质的功能各不相同，在人体内有不同的作用。

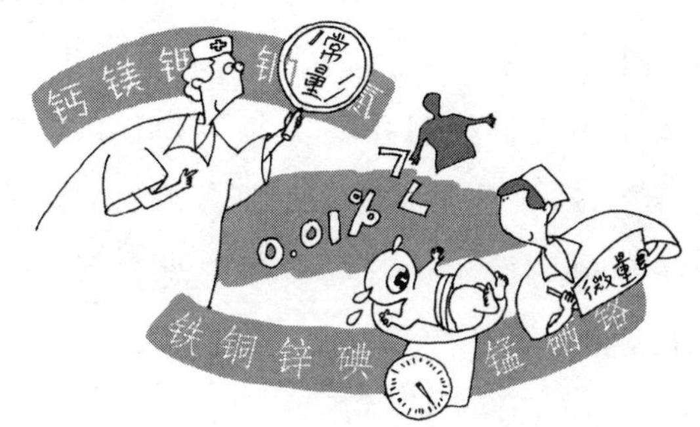

※ 宜补的矿物质

矿物质和冠心病的发生有明显的关系。如铬、锰、锌、钒、硒的摄入量减少，铝、镉、钴的摄入量增加，均可增加发生冠心病的危险性。铜可诱发动脉粥样硬化，铅、钡均与冠心病的发病率呈正相关，它们可引起血压升高、高胆固醇血症，进而促进动脉粥样硬化。近年的研究表明，膳食注意多吃含镁、铬、锌、钙、硒元素的食品，可以有效预防冠心病。这是因为镁可以影响血脂代谢和血栓形成，促进纤维蛋白溶解，抑制凝血或对血小板起稳定作用，防止血小板凝聚。近年的研究还表明，膳食中的钙含量增加，可预防高血压及高脂膳食引起的高胆固醇血症。补硒能够抗动脉粥样硬化，降低全血黏度、血浆黏度，增加冠状动脉血流量，减少心

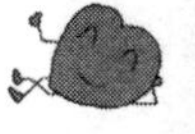

肌的损伤程度。

※ 忌摄钠(盐)过多

目前普遍认为,钠(盐)摄入量对促进冠心病的发展起着一定的作用。生活中限制钠盐的摄入,对冠心病合并高血压者尤为重要。食盐的摄入量每天应控制在5克以下,可随季节活动量适当增减。例如:夏季出汗较多,户外活动多,可适当增加;冬季时,出汗少,活动量相应减少,应控制盐的摄入。对冠心病的患者,限制食盐可作为一种非药物性治疗手段,要长期坚持。

十四、冠心病患者饮水宜忌

水是与生命最为紧关的物质,是一切生物生存的必要条件,是人体组织中不可缺少的成分,是一种非常重要的营养素。人之所以会衰老,主要起因于动脉硬化。如果三大营养素在体内生化反应不够充分,便会使糖、胆固醇、三酰甘油以及一些矿物性的盐分沉积在血管壁上,促使动脉硬化而导致老化。如果动脉发生硬化,血管弹性下降,便无法顺利进行血液循环,输送氧气和营养物质发生障碍,也无法正常地排除沉积在血管壁上的废物,最终使各组织器官功能降低,引发衰老现象。为了使新陈代谢顺利进行,保持心、脑等器官组织处于正常的功能状态,必须使体内保持足够的水分。所以,科学饮水是冠心病患者保健的主要内容之一。

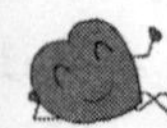

※ 宜补水的时段

根据医学统计,心绞痛、心肌梗死多在睡眠时或早晨发作。其原因除了人在夜间血压下降以及其他人为因素外,与摄入水分少,加之老年人的肾浓缩功能减退,夜尿多,水液随之消耗较多也有关系。夜间缺水会使血液黏稠度升高,使原有粥样硬化的血管更易发生栓塞,易造成心肌出现急性供血不足。所以医生建议:冠心病患者以下时间要补水。

(1)睡前:据专家研究,心脑血管缺血性疾病的人,睡前饮1杯水,有助于预防心肌梗死及脑梗死。

(2)半夜：中老年人心肌梗死和脑梗死(由心血管和脑血管血流不畅或停滞所致)常发生于天快亮和起床后2～3小时的时候。因此，建议冠心病患者半夜也应当补充水分。

(3)起床后：早晨起床后，首先饮1杯水(200毫升左右)，可及时稀释过稠的血液，促进血液流动，有预防脑血栓、心肌梗死等疾病发生的作用。

※ 宜喝磁化水

磁化水有益于人体健康。科学研究结果表明，从强、中、弱3种不同强度的磁场以及静磁场、动磁场的不同处理方式，可产生不同的磁场生理效应，使磁化水对人体产生不同的影响，既可以产生一定的医疗保健作用，也可能产生不利于健康的作用。现代医学认为，经过按一定要求进行磁场处理的磁化水，有一定的软化心脑血管、减轻动脉硬化的作用。所以临床医生主张冠心病患者可酌量饮用磁化水。

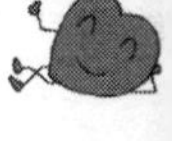

※ 宜喝硬质水

学过化学的人都知道，水有硬水与软水之分。因为，水是一种很好的溶剂，天然水与地面上或地面下的土壤、矿物质接触，溶解了许多杂质，因此，水里通常都含有溶于水的碳酸氢钙、碳酸氢镁和硫酸氢镁等盐类。人们把含碳酸氢钙、碳酸氢镁和硫酸氢镁较多的水称为“硬水”，反之则称为“软水”。国外科学家经过研究，认为水质硬度影响冠心病的发病率，从目前国内资料也可以看出，饮水的硬度与冠心病的发病率、病死率呈负相关，即软水地区的冠心病发病率、病死率均较高。

※ 忌喝冰冻冷饮

冠心病患者不宜喝冰冻冷饮。因为，喝冰冻冷饮容易引起胃黏膜血管收缩，刺激胃肠，使胃肠的蠕动加快，影响消化，甚至引起肠痉挛，导致腹痛、腹泻。夏天，正常人在空腹的情况下大量喝冰冻冷饮，尤其是带甜味的冷饮，胃病自然不请自来。对于老年人来讲，尤其是有冠心病、心血管疾病患者，喝冰冻冷饮除了引起胃部不适，可能还会引起心、脑血管的痉挛，从而引发心绞痛、脑卒中等。因此，老年人和患有冠心病的人一定不能喝冰冻冷饮。

※ 忌喝水不足

调查显示，口渴了才喝水是许多冠心病患者的饮水习惯，而且许多人喝水时往往忽略了水的营养及保健功能，仅仅停留在“喝水就是为了解渴”的层面。要知道水参与整个人体的物质代谢、能量代谢和信息代谢活动，可以说缺了水生命活动就将停止，人就无法生存。只有让细胞喝足水、喝好水，人体才能健康。这一点尤其是对于冠心病患者非常重要，因为，冠心病患者缺水致血液黏度增高达到一定程度时，可出现血凝倾向，导致缺血或心脑血管堵塞，严重时可引起心肌梗死或脑卒中。而水可以稀释血液，并促进血液流动，故冠心病患者平时要养成多喝水的习惯，忌喝水不足。

十五、冠心病患者食用脂类宜忌

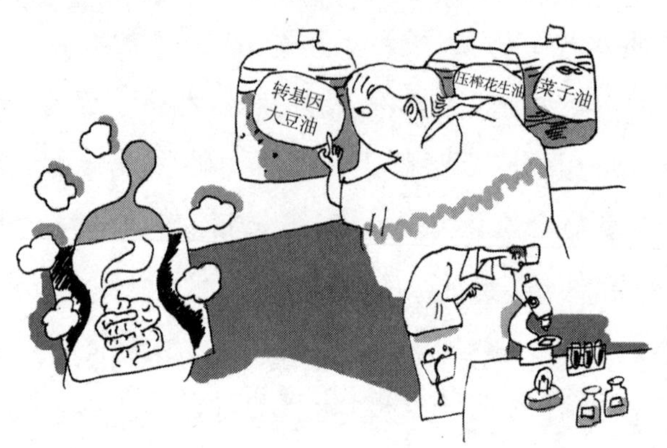

脂类是脂肪、类脂的总称。我们在饮食中摄取的脂肪，其实包括油和脂两类。一般把常温下是液体的脂类称作油，如菜子油、大豆油、花生油等，而把常温下是固体的脂类称作脂，如羊油、牛油、猪油等。并不是所有植物脂肪都是油，如椰子油就是脂；并不是所有动物脂肪都是脂，如鱼油便是油。

※ 宜补鱼油

目前市场上出售的深海鱼油就是冠心病患者宜于补充的保健佳品。

深海鱼油中含有丰富的不饱和脂肪酸(DHA)二十二碳六烯酸和(EPA)二十碳五烯酸，尤其是深海冷水鱼油中含量更高。DHA和EPA能有效降低胆固醇，防止血液凝集，减少动脉粥样硬化降低血压及血液黏度，促进血液循环及消除疲劳，预防脑出血、冠心病、脑血栓和老年痴呆。事实也是如此，据有关资料证实，爱斯基摩人生活在北极，他们常年吃的是鱼肉和鱼油，他们的胆固醇都不高，而且患冠心病的人也极少。

在结构上，脂肪是由甘油和脂肪酸组成的三酰甘油，其中甘油的分子比较简单，而脂肪酸的种类多，不同食物中的脂肪所含有的脂肪酸种类和含量不一样，因此，脂肪的性质和特点主要取决于脂肪酸。自然界有40多种脂肪酸。脂肪不分为有益和无益，只要适量吸取，所有养分都是人体需要的。

※ 宜补磷脂酰胆碱

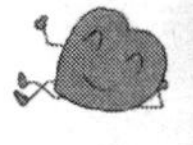

磷脂酰胆碱是目前市场上一种很受宠爱的保健品。事实上，饮食适当时，人体肝脏会产生一种像腊的物质，称为磷脂酰胆碱，它能将胆固醇分解为可进入组织的微粒。所以，当磷脂酰胆碱不足时，胆固醇无法被分解，就会留在血液及动脉管壁内。磷脂酰胆碱本身能有效地降低胆固醇，饮食中磷脂酰胆碱摄取不足时，奶油、蛋或其他含胆固醇食物，才会增加血液中的胆固醇。可以说，磷脂酰胆碱是天然清道夫，能使血管中的胆固醇和中性脂肪乳化排出，可以改善和预防动脉硬化、高血压病、心脏病、脑卒中等，延缓衰老，提高人体免疫力。此外，磷脂酰胆碱还具有保护皮肤、抑制老年斑、促进脂溶性维生素吸收的作用，并可增强内分泌系统对过滤性病毒的抵抗力，还能防治胆结石，甚至可以控制体重。

※ 忌食高脂食物

生活中食用大量的脂肪对于冠心病的形成与发展有极为不利的影响。冠心病患者日常脂肪的摄入量应限制在总热量的30%以下，并且要以植物脂肪为主，并应忌用或少用全脂乳、奶油、蛋黄、肥猪肉、肥羊肉、肥牛肉、肝、黄油、猪油、牛油、羊油。尤其是要禁忌食用高胆固醇食物。因为流行病学调查表明，年龄在45—60岁的人群中，血胆固醇高者比血胆固醇正常者，心脑血管发病率要高出 4.5 倍。因此，防治血胆固醇增高，对降低冠心病的发病率有着积极的意义。而胆固醇这种人体内的脂类物质，其中一部分来自食物，另一部分是身体自制。所以，限制食用高脂食物是防治冠心病的一个重要方法。

十六、冠心病患者吃油的宜忌

食用油可分植物性与动物性两大类。食用油有改善食物味道，提供

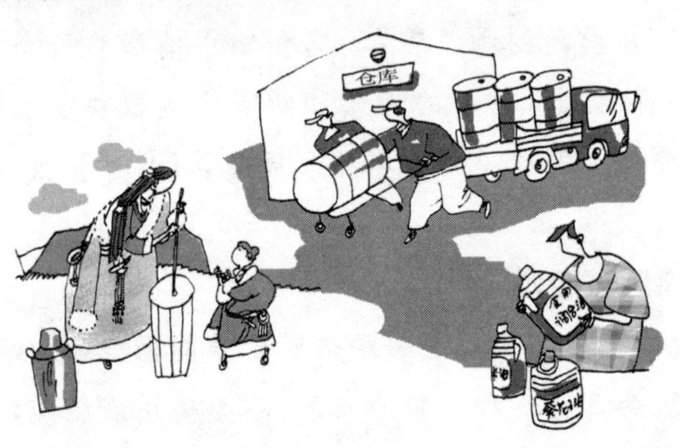

大量热能及脂溶性维生素和必需脂肪酸的作用。动物性脂肪主要为饱和脂肪酸且含有一定量的胆固醇，可使人的血脂增高。植物性脂肪中含有大量的不饱和脂肪酸，不含胆固醇，有改善血脂的作用。故通常情况下冠心病患者烹调应多选择植物油。动物性食品特别是畜禽类含有丰富的脂肪和胆固醇，冠心病患者不宜过多食用。

※ 宜食用橄榄油

橄榄油的脂肪酸中 80%以上为不饱和脂肪酸，富含维生素 A、维生素 D、维生素 E 等，是一种营养价值很高的食用油，经常食用对身体大有裨益。食用橄榄油不增加人体内血液中胆固醇总量，且能提高血中高密度脂蛋白的含量，从而延缓血管粥样硬化过程，可以减少心肌梗死的危险性。另外，橄榄油可以阻止血小板的聚集，使动脉血栓难于形成，可用来防治心血管病。地中海沿岸国家，特别是希腊克里特岛上的人们喜食橄榄油，因此，那里由心血管疾病造成的死亡率极低。在所有的食用油

中，橄榄油最易被肠道吸收。长期食用橄榄油可防治便秘，这对冠心病和高血压病患者甚为重要，因为，由于大便干燥在排便时腹压急剧增高而导致心肌梗死和脑卒中发生屡见不鲜。

※ 宜食用红花子油

红花是贵重中药材之一，有活血、通经、逐瘀、止痛之功效。红花子既可作为油料制取食用油，又可为医用。用红花子榨的油，是优质的食用油。红花子油很容易被人体所吸收。它本身不含胆固醇，而且其脂肪酸组成是以油酸和亚油酸为主的不饱和脂肪酸，它还含有丰富的维生素E等。它的亚油酸含量是所有已知植物油中含量最高的，被营养界公认为“亚油酸王”。世界卫生组织的调查结果表明：以红花子油为主要食用油的人群，心血管系统疾病发病率极低。实践也证实红花子油对于降血压、抗衰老和降低血胆固醇等有一定效果。因此，红花子油已成为冠心病患者理想的食用油。另外，由于红花子油在加工提取过程中未进行化学处理，天然成分未被破坏，因而，它是新世纪健康人群理想的烹调用油，也是迄今为止，油脂中最适合人体健康的食用油之一。

※ 宜食用米糠油

米糠油是一种保健性食用油，其营养价值超过豆油、菜子油等。米糠油除具备米糠中的营养物质外，其脂肪酸的组成比较合理，其所含亚油酸、油酸的比例为1∶1。而营养专家认为，油酸和亚油酸的比例1∶1为佳，这样的油脂具有较高的营养价值。另外，由于米糠油中不仅含有大量的亚油酸等不饱和脂肪酸，还含有丰富的维生素、磷脂等。米糠油确实能有效地缓解心脏疾病，其有效性表现为可降低血中低密度脂蛋白胆固醇的浓度，使高密度脂蛋白胆固醇浓度有所增高。有资料表明，食用米糠油一段时间后人体血清胆固醇能明显降低。

※ 食用花生油宜忌

花生油淡黄透明，色泽清亮，气味芬芳，滋味可口，比较容易消化。花生油含不饱和脂肪酸80%以上(其中含油酸41.2%，亚油酸37.6%)饱和脂肪酸19.9%。另外，还含有软脂酸、硬脂酸和花生酸等。冠心病患者吃花生油，可使人体内胆固醇分解为胆汁酸并排出体外，从而降低血浆中胆固醇的含量。另外，花生油中还含有磷脂、维生素 E、胆碱等对人体有益的物质。经常食用花生油，可以防止皮肤皱裂老化，保护血管壁，防止血栓形成，有助于预防动脉硬化和冠心病。花生油中的胆碱，还可改善人脑的记忆力，延缓脑功能衰退。经常吃花生油能有效地补锌。虽然说吃花生油有许多好处，但是花生油非常油腻，常吃花生油容易上火，尤其是对于冠心病患者来说，夏天不宜食用。

花生油越新鲜越好，因为，花生油的香味物质在制油过程中，是以吸附方式存在于油中的，而这种香味物质易挥发或分解。如果花生油放置久了，就会自动氧化、分解，香味逐渐淡化直至消失，同时酸值也会上升，过氧化物增多，口感变差，营养成分被破坏。所以说，健康人也不宜吃长期存放的花生油。

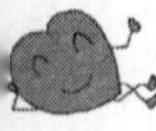

※ 忌吃菜子油

国内外不少心血管专家对心脏病患者的调查表明，冠心病患者不可多吃菜子油，这是因为菜子油含有 40% 的芥酸。对于正常人，芥酸并不可怕，对于心脏病患者可造成“心肌脂肪沉积”现象，直接危害身体健康。所以，患有各类心脏病，尤其是冠心病、高血压病的患者在日常吃油时，应尽量少吃或不吃菜子油。这也是联合国粮农组织及世界卫生组织已对菜子油中芥酸含量作出限量的原因。

※ 忌吃油过量

食用油属于脂肪类物质，食用油吃少了有损健康，吃多了同样有损健康。据调查，许多城镇居民炒菜时不注意用油量，盲目追求口味，大量放油，烹饪出的菜肴全部浸在油中，有相当多的人每日食油超量。事实上也是如此，中国营养协会说目前全国人均年消费食用植物油已达 15 千克，折算后平均每人每天消费食用植物油 41 克，远远高出中国营养学会推荐的每人每天 25 克的建议量。所以说目前我国国民吃油过量是普遍存在的事实，尤其是城镇居民。由此可见，冠心病患者生活中只有对油脂的摄入量严加控制，才能保证自身的健康。

十七、冠心病患者食用糖类宜忌

什么是糖？可能有人觉得奇怪，这样的问题还需要问吗。其实许多人理解的糖和营养学所说的糖还真的不相同。具体来说糖的概念有广义和狭义之分。广义的糖是指所谓的碳水化合物，包括单糖、双糖和多糖类，有甜味的糖和没有甜味的淀粉，平常我们吃的主食如馒头、米饭、面包等都属于广义的糖类物质；狭义的糖是指精制后的白糖、红糖、冰糖和糖浆等。糖不可缺少，但也不可以多吃，尤其是心、脑血管病患者或老年人。我国人民的饮食结构是以米、面为主食，这类食物中含有大量淀粉，是人体糖类营养素的主要来源。这些淀粉经消化、分解以后即可转化为人体需要的葡萄糖。

※ 宜多食膳食纤维

膳食纤维实际上也属糖类物质。冠心病患者宜增加饮食中膳食纤维的含量。由于膳食纤维不能被人类胃肠道的酶所消化，不提供热量，再加上膳食纤维有保留水分的作用，使膳食纤维在胃肠道中所占体积增加，能使胃排空时间延长，小肠蠕动增加，使食物在小肠中停留时间缩短，从而使能量吸收减少。有些水溶性膳食纤维和木质素能与胆固醇结合，能使胆固醇的排出增加。膳食纤维还能与胆汁盐结合，一方面使脂肪和胆固醇吸收减少，另一方面使胆汁盐的肠肝循环减弱，使体内由胆固醇合成胆汁的活动加强，血脂及血清胆固醇水平因而降低。

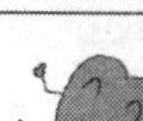

膳食纤维在预防人体的某些疾病方面起着重要的作用。但到底从哪里找膳食纤维呢？我们日常吃的膳食纤维大多是来自于蔬菜、水果和粮食的植物性纤维素。膳食纤维资源，主要存在于玉米麸皮、小麦麸皮、大豆、甜菜和魔芋等食物之中。

※ 忌过量吃精制糖

从数量上说，通过正常饮食摄入的糖类已足够人体代谢需要，或已经超过人体的需要；这时，如果再在食物中加入蔗糖或正餐之外过多地吃甜食、糖果等，就会使摄入的糖类在肝脏合成过多的脂类，造成体内脂肪堆积和血脂增高，并进一步引起动脉粥样硬化、冠心病及脑血栓等。国内科学家也研究了糖消耗量与心、脑血管疾病的关系，发现心、脑血管疾病的发病率、病死率与食糖的消耗量呈正相关。日本的调查也得出一致结果。有的学者甚至指出，过多的吃精制食用糖，对身体的危害不亚于严重吸烟，因而，有人把过量食用精制糖称为甜蜜的白色“毒药”。所以医学家认为：冠心病、高血压病等心、脑血管病患者及老年人所需的糖应主要来源于谷类食品，不宜过量食用精制糖。

※ 宜适量食用红糖

虽说冠心病患者不宜过量吃精制糖，但现代医学研究认为，人体微量元素铬和锰缺乏是动脉硬化的因素之一。与铁、铜、锌等元素相比，人们对铬是比较陌生的，其实铬是维持人血液中糖和脂肪正常代谢的一种基本物质，与人体健康密切相关。医学研究发现，3 价的铬进入人体及动物体内后，吸附在细胞膜及组织上，并能通过形成有机化合物或铬合物发挥生物学活性，参与糖类、脂肪（特别是胆固醇）及氨基酸的合成代谢，协助胰岛素发挥作用。铬摄入量不足就会导致糖耐量降低，不能将葡萄糖充分利用及储存起来，会使血糖升高；会导致动脉粥样硬化，使动脉失去弹性，管腔变窄，甚至阻塞。因此，3 价铬已被列为人体必需的微量元素。那么铬主要存在于什么食物之中呢？红糖中含较多的铬，其含量比白糖含铬量高 6 倍（这也许是红糖有着独特作用的缘故）。现在人们普遍缺铬，成为冠心病发病率及死亡率较高的原因之一。所以说，适量吃红糖能预防冠心病。

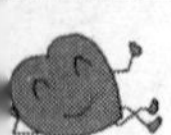

十八、冠心病患者补蛋白质宜忌

1838 年荷兰科学家格里特发现了一种特殊的物质，有生命的东西离开了它就不能生存。后来发现它就是我们今天所说的蛋白质。从宏观的角度讲，蛋白质是构成我们人体组织和结构最重要的物质，如皮肤中的角蛋白、肌肉中的肌蛋白，以及内脏、大脑中的蛋白质等，成年人体重的约 16% 是蛋白质。从微观的角度来说，蛋白质是构成细胞的主要成分，就像是人体的基本支架。蛋白质的重要性很多人都知道，但它在人体内到底发挥什么样的作用呢？概括来讲，主要是组织构成和修复作用、调节机体生理功能作用和供能作用。

※ 吃蛋白质宜适量

蛋白质是维持心脏功能必需的营养物质，能够增强抵抗力，但摄入过多的蛋白质对冠心病不利。因蛋白质不易消化，能够加快新陈代谢，增加心脏的负担。有学者观察，过多的摄入动物蛋白，反而会增加冠心病的发病率，所以，摄入蛋白质应适量。冠心病患者宜适量食用富含蛋白质的食物，如：牛奶、酸奶、鱼类和豆制品等，此类食物对防治冠心病有益。

※ 宜食用大豆蛋白

研究表明，冠心病患者少食用动物蛋白，多食用大豆蛋白可有效地降低总胆固醇值以及中性脂肪、低密度脂蛋白的指标，还可以提高对身体有益的高密度脂蛋白的数值。那么，大豆蛋白存在于什么地方呢？日常饮食生活所摄取的豆腐及豆制品等食品中就含有丰富的大豆蛋白。

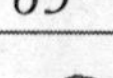

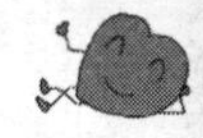

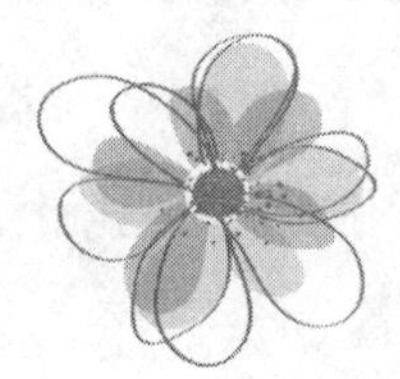

第三章　运动改善冠心病
——关键是适量

一、科学运动益于冠心病的治疗

运动有助于预防冠心病。特别是对于中老年人来说，运动可以促使冠状动脉保持良好的血液循环，有足够的血液供给心脏，从而对预防冠心病起着良好的作用。运动能加速全身血液循环，调整全身血液分布，消除淤血现象，从而可预防静脉内血栓形成。运动能促进新陈代谢，控制体重，引起体内糖元素大量分解，减少脂肪存积。这对预防冠心病、糖尿病有积极作用。适当的运动，还能增进食欲，使消化吸收功能较差、体重不足的虚弱者改善体质。

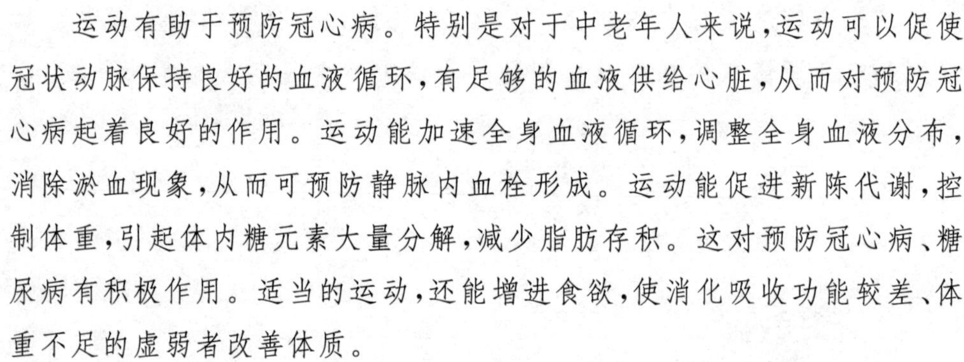

适量科学的运动，可提高心脏对体力的适应能力，减轻甚至消除冠心病患者经常出现的心肌供血不足，预防冠状动脉的痉挛；可有效减少血流阻力，改善血液循环和心肌的供氧气量。早期的冠心病，冠状动脉的“侧支循环”不完善，所以常引起相应心肌缺血；随着严重缺血的出现就会发生心肌梗死，或者引起严重心律失常导致猝死。随着病程延长，科学的运动在缓解冠状动脉粥样硬化的同时，可使“侧支循环”数量增多，使得相应心肌缺血明显改善，冠心病的病情也日趋好转。对心肌梗死的病人可早日促进冠状动脉侧支循环的形成。所以，患了冠心病后，为促进侧支循环，应在医生指导下进行适当运动。

二、冠心病患者的运动宜忌

冠心病患者的运动要本着量力而行、循序渐进的原则，并进行自我监测，也就是说按照医生开具的运动处方来进行运动，包括运动类型的选择、运动时间的安排和节奏、力度等规定。冠心病患者要避免在运动中做推、拉、举之类的静力性力量练习或憋气练习。应该选择那些有全身性的、有节奏的、容易放松、便于全面监视的项目。有条件的可利用活动跑道、自行车功率计等进行运动。大量事实证明，适当的科学的运动对冠心病的治疗是很有益的。具体来说要强调以下几点。

※ 运动应适度不疲劳

冠心病患者要注意掌握运动量的大小，尤其是体质较差的人更要注意。运动量太小则达不到运动的目的，起不到健身作用；运动量过大则可能超过了机体的耐受程度，反而会使身体因过度疲劳而受损。运动急于求成，操之过急，往往欲速而不达。若运动后食欲减退，头晕头痛，自觉劳累汗多，精神倦怠，说明运动量过大，超过了机体耐受的限度，会使身体因过劳而受损。那么，运动量怎样掌握才算合适呢？一般来说，以每次运动后没有感觉疲劳困乏为适宜。

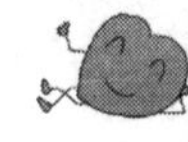

※ 运动应动静结合

冠心病患者不能因为强调动而忘了静，要动静兼修，动静适宜。运动时进行自然调息、调心，要神态从容，摒弃杂念，神形兼顾，内外俱练，动于外而静于内，动主形而静主养神。如此这样，在运动过程中才能内练精神，外练形体，使内外和谐，体现出“由动入静”“静中有动”“以静制动”“动静结合”的整体思想。现代医学研究也认为，这种动静相结合之法对心血管、内分泌、神经、精神、肌肉等各个系统都有好处。这种方法能促进血液循环，改善呼吸和消化功能，提高基础代谢率，兴奋大脑皮质对肌体各部的调节能力，调节精神。

※ 运动宜顺乎自然

冠心病患者运动，并非是要持久不停地运动，也不能成为被人所迫的运动，而是顺乎自然，如此才能达到运动的目的。因此，紧张有力的运动，要与放松、调息等休息运动相交替；长时间运动，应注意有适当的休息，否则会影响工作效率，使运动不协调，精神不振作，甚至于健身不利。也就是说为健康而进行的运动，应当是轻松愉快的，容易做到的，充满乐趣和丰富多彩的。即“运动应当在顺乎自然的方式下进行”。在健身方面，疲劳和痛苦都是不必要的，要轻轻松松地逐渐增加活动量。

※ 运动应因人而异

对于大多数冠心病患者而言，由于年龄的增长，肌肉力量减退，神经系统反应变慢，协调能力变差，要求运动动作要缓慢柔和，肌肉协调放松，全身能得到活动，像步行、太极拳、慢跑等。但每个人工作性质不同，所选择的运动项目亦应有别，如售货员、理发员、厨师要长时间站立，易发生下肢静脉曲张，在运动时不要多跑多跳，应仰卧抬腿；经常伏案工作者，要选择一些扩胸、伸腰、仰头的运动项目，又由于用眼较多，还应开展望远活动。运动因人而异应是运动的基本原则之一。

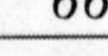

※ 运动应持之以恒

冠心病患者运动并非一朝一夕之事，贵在坚持。“流水不腐，户枢不蠹”这句话一方面说明了“动则不衰”的道理，另一方面也强调持久而不间断的重要性。水常流才能不腐，户枢常转才能不被虫蠹。只有持之以恒，坚持不懈地进行适宜的运动，才能收到运动健身的效果。冠心病患者运动不仅是形体的运动，也是意志和毅力的运动。人贵有志，学贵有恒，做任何事情，要想取得成效，没有恒心是不行的。古人云：“冰冻三尺，非一日之寒”，说的就是这个道理。这就是说冠心病患者运动三天打鱼两天晒网是不会达到运动目的的。

小贴士

雾天运动锻炼是大忌。在水气充足、微风及大气层稳定的情况下，如果接近地面的空气冷却至某程度时，空气中的水气便会凝结成细微的水滴悬浮于空中，使地面水平的能见度下降，这种天气现象称为雾。雾的出现以春季2～4月较多。凡是大气中因悬浮的水汽凝结，能见度低于1 000米时，气象学称这种天气现象为雾。雾形成的条件：一是冷却，二是加湿，增加水汽含量。有些人锻炼身体很有毅力，不论什么天气，从不间断。其实，有毅力是好事，但天天坚持也未必正确，比如雾天锻炼就有点得不偿失。雾天，污染物与空气中的水气相结合，将变得不易扩散与沉降，这使得污染物大部分聚集在人们经常活动的高度。而且，一些有害物质与水气结合，会变得毒性更大，如二氧化硫变成硫酸或亚硫化物，氯气水解为氯化氢或次氯酸，氟化物水解为氟化氢。因此，雾天空气的污染比平时要严重得多。还有一个原因那就是，组成雾核的颗粒很容易被人吸入，并容易在人体内滞留，而锻炼身体时吸入空气的量比平时多得多，这更加剧了有害物质对人体的损害程度。总之，雾天锻炼身体，弊大于利。因此，雾天不宜锻炼身体。

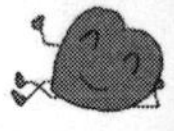

三、冠心病患者运动时呼吸宜忌

冠心病患者运动时把握运动要领特别重要，尤为切勿忽视呼吸的作用。掌握合理的呼吸方法，可以有效地提高运动效果。也就是说冠心病患者运动中就要配合呼吸，并学会正确的呼吸动作，运动时应尽量避免憋气，以防有动脉硬化的中老年人血压突然升高、发生脑血管意外。需要指出的是冠心病患者掌握合理的呼吸方法应注意以下几方面的问题。

※ 宜用口鼻呼吸法

冠心病患者在进行运动时，氧气的需要量明显增加，所以仅靠鼻实现通气已不能满足机体的需要。因此，常常采用口鼻同用的呼吸方法，即用鼻吸气，用口呼气。活动量较大时，可同时用口鼻吸气，口鼻呼气，这样一方面可以减小肺通气阻力，增加通气，另一方面，通过口腔加快体内散热。有研究证实，冠心病患者采用口鼻呼吸方式可使机体的肺通气量较单纯用鼻呼吸增加1倍以上。但在严冬进行运动时，开口不要过大，以免冷空气直接刺激口腔黏膜和呼吸道而产生疾病。

※ 宜用深度呼吸法

冠心病患者在刚开始运动时往往有这种体会，即运动中虽然呼吸频率很快，但仍有一种呼不出、吸不足、胸闷、呼吸困难的感觉。这主要是由于呼吸频率过快，造成呼吸深度明显变浅，使得肺实际的气体交换量减少，肺换气效率下降。所以，冠心病患者运动时要有意识地控制呼吸频率，呼吸频率最好不要超过每分钟25次，加大呼吸深度，使进入肺内进行有效气体交换的气体量增加。过快的呼吸频率还会由于呼吸肌的疲劳造成全身性的疲劳反应，影响运动效果。

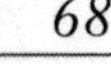

※ 呼吸宜随运动调整

冠心病患者在运动中呼吸的形式、时间、速率、深度以及节奏等，必须随运动进行自如的调整，这不仅能保证运动质量，同时还能推迟疲劳的出现。在进行慢跑运动时，要采用富有节奏性的、混合型的呼吸，每跑2～4个单步1吸、2～4个单步1呼；在进行其他的运动中，应根据关节的运动学特征调节呼吸，在完成前臂前屈、外展等运动时，进行吸气比较好，而在进行屈体等运动时，呼气效果更好；在进行太极拳、体操等运动时，呼吸的节奏和方式应与动作的结构和节奏相协调。

四、冠心病患者有氧运动项目的选择

有氧运动是指运动时体内代谢以有氧代谢为主的耐力性运动。有氧运动可提高机体的摄氧量，增进心肺功能，是达到健康效应的最佳方式。有氧运动包括步行(散步、快走)、慢跑、打球、游泳、爬山、骑自行车、健身操、太极拳等。有氧运动的特点是强度低，有节奏，不中断和持续时间长。同举重、赛跑、跳高、跳远、投掷等具有爆发性的非有氧运动相比较，有氧运动是一种恒常运动，是持续5分钟以上还有余力的运动。冠心病患者运动不仅是身体的运动，也是意志和毅力的运动。如果因为工作忙，难以按原计划时间坚持，每天挤出10分钟、8分钟进行短时间的运动也可以。若因病或因其他原因不能到野外或操场运动，在院内、室内、楼道内做原地跑、原地跳、广播操、打太极拳也可以。

小贴士

无氧运动是相对有氧运动而言的。在运动过程中，身体的新陈代谢是加速的，加速的代谢需要消耗更多的能量。人体的能量是通过身体内的糖、蛋白质和脂肪分解代谢得来的。在运动量不大时，比如慢跑、打羽毛球、跳舞等情况下，机体能量的供应主要来源于脂肪的有氧代谢。以脂肪的有氧代谢为主要供应能量的运动就是我们说的有氧运动。当我们从事的运动非常剧烈，或者是急速爆发的，例如举重、百米冲刺、摔跤等，此时机体在瞬间需要大量的能量，而在正常情况下，有氧代谢是不能满足身体此时的需求的，于是糖就进行无氧代谢，以迅速产生大量能量。这种状态下的运动就是无氧运动。无氧运动是指肌肉在"缺氧"的状态下高速剧烈的运动。无氧运动大部分是负荷强度高、瞬间性强的运动，所以很难持续很长时间，而且疲劳消除的时间也慢。无氧运动的最大特征是：运动时氧气的摄取量非常低。由于速度过快及爆发力过猛，人体内的糖分来不及经过氧气分解，而不得不依靠"无氧供能"。这种运动会在体内产生过多的乳酸，导致肌肉疲劳不能持久，运动后感到肌肉酸痛，呼吸急促。

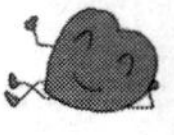

※ 步 行

世界卫生组织（WHO）提出：对于老年人，最好的运动是步行。这不仅因为人是直立行走的，人类的生理与解剖结构最适合步行，而且为老年人能胜任的。科学最新研究表明，适当有效的步行可以明显降低血脂，预防动脉粥样硬化，防止冠心病。步行是健身抗衰老的法宝，是唯一能坚持一生的有效运动方法，是一种最安全、最柔和的运动方式。步行运动有利于精神放松，减少焦虑和压抑的情绪，提高身体免疫力。步行运动能使人心血管系统保持良好的功能，有益于预防或减轻肥胖。步行可以促进人体的新陈代谢，增加食欲，有利睡眠。步行运动还有利于防治关节炎。所以，大多数冠心病健身者都格外重视步行疗法。

冠心病患者一般可以采用自由步行的方法。自由步行速度每分钟80～100米，距离逐渐增至2 000～3 000米。运动时间共12～30分钟。医疗步行，先以16分钟时间步行1 000米路，然后再缓行休息5分钟，中间穿插急行。患有疾病的人采用步行疗法时，只要逐渐延长路线，逐渐加快速度，逐渐减少中途休息的次数和时间，就可以增强体力负荷能力。经过一段时期的运动后便能自在地用1.5～2小时走4 000～8 000米。为了避免体力负荷过重，可以将每天1次步行的距离分为2次完成。

※慢　跑

慢跑是一项方便灵活的运动方法，已日益成为人们健身防病的手段之一。慢跑能促进代谢，控制体重，而控制体重是冠心病患者保持健康的一条重要原则。因为，慢跑能促进新陈代谢，消耗大量血糖，减少脂肪存积，故坚持慢跑是防治肥胖，进而减轻冠心病症状的一个有效“药方”。慢跑还能改善脂质代谢，预防动脉硬化。血清胆固醇脂质过高者，经慢跑运动后，血脂可下降，从而有助于防治血管硬化和冠心病。

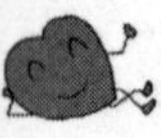

冠心病患者慢跑应该严格掌握运动量。决定运动量的因素有距离、速度、间歇时间、每天练习次数、每周练习天数等。体弱者开始慢跑时可以从50米开始，逐渐增至100米、150米、200米。速度一般为100米/60秒～100米/40秒。短距离慢跑和跑行并行可每天1次或隔天1次；年龄稍大者可每隔2～3天跑1次，每次20～30分钟。跑的足步最好能配合自己的呼吸，可向前跑2～3步吸气，再跑2～3步后呼气。慢跑时，两臂以前后并稍向外摆动比较舒适，上半身稍向前倾，尽量放松全身肌肉，一般以足尖先着地为好。

※骑　车

在我国城乡，几乎家家有自行车，人人会骑。冠心病患者骑车可结合上下班进行，应将车座高度和车把弯度调好，行车中保持身体稍前倾，避免用力握把。如果骑车经过的道路交通拥挤，则应另选他途。骑车还可在早晨或运动场内进行。使用功率自行车的优点是负荷量容易调整，运动量容易计算。需要指出的是虽然国内外多项研究表明，自行车运动能够对心血管等疾病的预防有好处，但如果没有医生的指导，不科学的自行车运动会使患有高血压病的人血压增高，使冠心病患者心脏负担加重，反而影响健康。

※ 倒跨步

老齐由于长期在机关工作，平时又缺少锻炼，体质逐渐下降，随之而来的是腰酸、腿痛，有时还伴有头晕。3年前，老齐选择了倒跨步锻炼身体的方法，通过坚持不懈的锻炼，体质逐渐好了起来，腰、腿不痛了，头晕也消失了，冠心病症状也有了好转。后来他逢人就说，倒跨步保健法是一种强身健体的好方法。

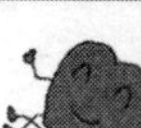

做法是：在平坦的道路上，左右足有规律地交替向后跨步，步速一般控制在每分钟70步左右，步幅保持在80厘米左右。倒跨步时，胸部要保持稍向前倾的姿势，腰部以下随着腿足的后跨也迅速向后移动。后跨左步时，身体重心落在左足上，后跨右步时，身体重心落在右足上。倒跨步时，两眼要平视前方，精力集中。

倒跨步法之所以能强身健体，是因为在倒跨步时胸、腹、全身关节、肌肉产生相应运动，促进了体内血液循环，增强了人体内脏器官的生理功能。同时，腰、腿、膝、踝部关节也因此得到充分活动，增强了腿部力量，达到保健的目的。用倒跨步法锻炼身体时应注意两点，一是落足要稳，以防跌倒。二是锻炼前要做一些简单的腰、腿部准备活动，以防扭伤。此方法适于冠心病患者。

※ 爬　行

此法是一种冠心病患者延缓衰老的有效方法，爬行要像婴儿那样用四足着地爬动。

人在爬行时，全身70%的血液处于与心脏同一水平位置，心血管无须付出很大的负荷来满足人体的需要，因而，大大的减轻了心血管系统的工作量，这对脑部供血不足、高血压、动脉硬化、冠心病有一定的疗效。人在爬行时一改胸式呼吸为腹式呼吸，呼吸时，膈肌上下运动的幅度增大、肺泡扩大，腹腔各种脏器、血管也随着呼吸的频率有节奏地运动，弥补胸式呼吸的不足。爬行时，上肢、下肢和腰腹部的肌肉群均需参与运动，这对全面发展身体素质，提高身体各关节的灵活性可起到积极的作用。

医学专家经过多年临床试验总结了这种保健方法。认为爬行时血液循环更流畅，体重的压力更为均匀分散；常练习爬行可加快冠状动脉的血液循环，能有效地防治动脉硬化，减少心肌梗死，还可避免腰椎和腰背肌肉的过度疲劳。运动医学专家还观察到，四肢爬行的动物比直立行走的动物血液更流畅，而且很少患颈椎疾病。

爬行锻炼的做法很简单，就是在操场或健身房内做爬行运动。从刚开始的每日几十米可以循序渐进至上千米，只要持之以恒，就会有好的保健效果。具体运动方法为：双手、双膝着地或着床，头部自然上抬，腰部自然下垂，每天 2 次，在床上进行绕圈，每次爬行长度为 20 米左右。

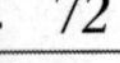

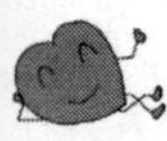

我单位的同事小刘的母亲就是爬行锻炼的受益者，她的母亲 2002 年时 70 岁，其母在青壮年时期，家里生活十分困难，生育了 5 个子女，劳碌地操持着家务，特别是在“文革”中，由于被株连而受到迫害，身体留下了很多后遗症。到了老年，尽管生活条件好多了，可各种旧疾新患，如风湿病、胃病、心脏病等已染上了身，尤其是到了冬天，更是腰膝酸痛，四肢麻木，胸闷气促，行走艰难，痛苦不堪。每年其母亲都要因此住几次医院。3 年前，她的母亲住院治疗后准备出院时，一位医生要她在家加强锻炼，并推荐了一种锻炼方法——爬行疗法。医生说爬行能促进血液循环，而且爬行时，身体重量分散到四肢，可大大减轻腰椎的垂直负重，对腰肌劳损、坐骨神经痛、冠心病、关节炎等疾病均有疗效。小刘的母亲抱着试试看的态度开始了这一锻炼。事实证明，这确实是一种很好的保健运动。3 年中小刘的母亲体质不断增强，胃病、风湿病已基本痊愈，其他疾病也有了明显好转，连感冒都很少发生，且精神饱满，生活得非常幸福。

2005 年时我还认识一位小学老师，总共坚持进行了 4 年多的爬行疗法，效果很好。这是他自己写的一篇疗法体会，他说："我一直体弱多病。年轻时患过肺结核，中年时高血压、冠心病缠身，贫血、神经衰弱、肝肿大、肾炎我都尝过滋味。由于抵抗力差，秋风一起，常常为偏头痛而苦恼——这是我患感冒的主要症状。可是如今我年过半百，诸恙痊愈，老当益壮，精力充沛。至今仍旧奋战在教学第一线，而且还在不断进行教改实践。"

这位老师的身体怎么会从弱到强的呢？靠进补吗？不是，人参、大补膏之类他从不问津。靠改善伙食增加营养吗？也不是。他的健身之道就是早起锻炼，特别是坚持天天爬行。40 岁之前，他也习惯晚睡晚起。得了高血压病后，他认识到"生命在于运动"，于是下定决心，每天早起锻炼，跑步、倒走、甩手……收到了一些效果，健康状况基本稳定。后来，报上介绍了爬行运动。为了健身，他不顾动作的难看，每天早晨在家里木地板上爬行。开始，他以为爬行是很轻微的运动，真正一尝试却不得了，才爬了十几步，就气喘吁吁，身体开始冒汗了。这样的运动怎么吃得消呢？但他想，爬行是标准的全身运动，所以会这样吃力，收到的效果当然应该是最好的。于是他天天坚持，运动量一点点增加。如今他已坚持将近 4 年。每天清晨 5 点 30 分起床，洗漱完毕，他就开始爬行，直到身上感到热烘烘将要出汗为止。每次爬行 300 米，约 15 分钟。由于手爬足蹬，四肢全用上了，爬行过后，全身感到无比舒服。4 年的爬行，使他的精神更加饱满，工作效率也提高了。秋冬季节的感冒也被赶跑了。

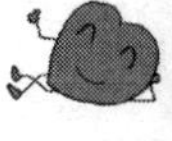

※ 跳　绳

一些保健运动专家近年来格外推崇跳绳运动。他们认为，跳绳花样繁多，可简可繁，随时可做，一学就会，特别适宜在气温较低的季节作为保健运动。从运动量来说，持续跳绳 10 分钟，与慢跑 30 分钟或跳保健舞 20 分钟相差无几，可谓耗时少、耗能大的需氧运动，对颈椎病防治有非常好的疗效。中医理论认为，足是人体之根，有 6 条经脉及穴位在这里交错汇集，跳绳可促进循环，使人顿感精神舒适，行走有力，可起到通经活络、健脑和温煦脏腑的作用，还能提高思维和想象能力。

(1)绳子的选择与跳法

绳子一般应比身高长60～70厘米，最好是实心材料，太轻的不好。跳的时候，用双手拇指和示指轻握，其他指头只是顺势轻松地放在摇柄上，不要发力。另外，要挺胸抬头，目视前方5～6米处，感觉膝关节和踝关节的运动。

(2)跳绳的运动安排

医学专家建议，颈椎病患者跳绳保健要有一种"跳绳渐进计划"。初学时，仅在原地跳1分钟;3天后即可连续跳3分钟;3个月后可连续跳上10分钟;6个月后每天可实现"系列跳"(如每次连跳3分钟，共5次)，直到1次连续跳30分钟。1次跳30分钟，就相当于慢跑90分钟的运动量，达到标准的需氧保健运动。

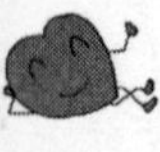

(3)跳绳注意事项

跳绳者应穿质地软、重量轻的高帮鞋，避免脚踝受伤。绳子要软硬、粗细适中。初学者通常宜用硬绳，熟练后可为软绳。要选择软硬适中的草坪、木质地板和泥土地的场地，切莫在硬性水泥地上跳绳，以免损伤关节，引起头晕。跳绳时须放松肌肉和关节，足尖和足跟须用力协调，防止扭伤。胖人和中年妇女宜采用双足同时起落的方式;上跃也不要太高，以免关节因过于负重而受伤。跳绳前先让足部、腿部、腕部、踝部做些准备活动，跳绳后则可做些放松活动。由于颈椎病病症复杂，跳绳后如有身体不适，应立即停止该项运动。

不适宜人群:慢性盆腔炎、慢性阑尾炎、高血压、冠心病、腰椎劳损及膝、踝、髋关节炎患者。跳绳简单易学，省时价廉，几乎没人不会。从运动量来说，持续跳绳10分钟与慢跑30分钟或跳健身操20分钟相差无几，它能促进血液循环，保护心脏，提高肺活量，还可以预防糖尿病、关节炎、肥胖等多种疾病，对哺乳期和绝经期妇女来说，跳绳还有放松情绪的积极作用。但是患有慢性盆腔炎、慢性阑尾炎、高血压、冠心病、腰椎劳损等慢性病，以及膝、踝、髋关节炎的女性朋友，则要量力而行，不宜长时间连续跳绳，以免加重病情，患有子宫、卵巢肿瘤的女性也不适合多跳绳。

※ 爬楼梯

若工作忙，难于抽出时间安排锻炼，和爬山相似，最方便、最有效的运动莫过于爬楼梯。一些中老年人每天上班舍电梯而不乘，宁愿爬楼梯上高楼，这样不但锻炼了身体，也有助于减肥，确是好办法。

有人调查证实，1 周登5 000级（每天 714 级，相当于上下 6 层楼 3 次）病死率比不运动者低 1/3。爬楼梯能量消耗，比静坐多 10 倍，比散步多 3 倍，比步行多 1.7 倍，比打乒乓球多 1.3 倍，比打网球多 1.5 倍，比骑自行车多 1.5 倍。6 层楼跑 2～3 次相当 800～1 500米的运动量。

上下楼是一种全身运动，运动时下肢肌肉，骨、关节、韧带都能得到锻炼，使肌肉发达，关节灵活，同时使神经系统的反应更灵敏；可使全身血液循环加快，改善心肺功能，促进消化吸收，改善血脂代谢，延缓动脉硬化的发生，并使心脏处于良好的功能状态。

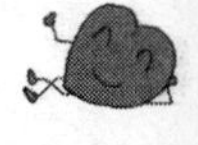

上下楼时要注意全身放松，调匀呼吸，甩开双臂，从容和缓，不急不躁，根据个人的情况或缓或快，灵活掌握。

高雅的志趣，广泛的爱好，能极大丰富一个人的生活内容，使情绪长期处于良好而稳定的状态，从而使其机体神经内分泌系统保持平衡，提高机体的抗病能力，对身心健康十分有益。

※ 跳　舞

跳舞是以舞蹈活动为主要内容的一种防病治病方法。跳舞是有节奏的全身运动，具有舒筋活络、流通气血、滑利关节、改善机体功能等作用。优美潇洒，千姿百态的舞姿及其伴奏乐曲或其中表现出的“舞蹈语言”和情调，不但令跳舞的人心情舒畅，而且可使观舞者精神愉悦。跳舞多在音乐伴奏下进行，音乐与舞蹈的结合，其功效不仅仅是两者的简单叠加，而往往具有更广泛的整体效应。跳舞作为一种深受中老年人喜爱的运动方式，可以独舞，也可双人舞或集体舞等，一般皆有音乐伴奏，即使无音乐亦须按一定的节奏动作。

跳舞可作为运动疗法治疗一些慢性疾病，如冠心病、肩周炎、风湿及类风湿关节炎、脊椎增生、某些程度较轻的卒中后遗症、肢体活动不利以及手足麻木酸痛等。但须根据民族、地区及个人爱好等选择合适的舞蹈内容。以患者喜欢、易学易行并适合病情及个人体质状况等为原则，不必追求舞蹈的艺术性，仅以治病为目的。一般每日可进行1～3次，每次1小时左右，1个月为1个疗程，视病情需要进行1～3个疗程。凡心脏患者及年迈体衰者，舞蹈运动时间不宜过多，更不能进行过于剧烈的舞蹈运动。在1个疗程中，舞蹈运动或观赏舞蹈的内容可在同类范围内经常变换，以免单调乏味，但适合个人需要的原则不变。舞蹈运动宜在饭后0.5小时之后进行，过于剧烈的舞蹈则至少应在1小时之后进行，跳舞可以说是目前中老年人最好的娱乐运动，有条件者不妨积极参加，会收到意想不到的效果。

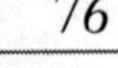

※ 踢毽子

踢毽子是适合冠心病患者的一种较好运动方式。踢毽子，又叫“打鸡”。起源于汉代，盛行于南北朝和隋唐，至今已有两千多年的历史了，是中国民间体育活动之一，是一项简便易行的健身活动。

清代踢毽的技艺已相当高，也为中国古代妇女所喜爱。清初著名词人陈维崧曾赞美女子踢毽，说女子踢毽比踢足球还巧妙，比下棋还有趣味。

20世纪初，欧美近代体育传入中国以后，踢毽子成为人们喜爱的体育活动。北京、上海、广东、浙江、河北、湖南、福建、山东等省市都举行过规模较大的踢毽子比赛。1935年，旧中国第六届全国运动会上，曾把踢毽子列为国术比赛项目。

自1984年前国家体委发布“毽球竞赛规则”后，踢毽子进入了一个新阶段，具备了规则、竞赛性和可裁判性这些“竞赛三要素”，标志着踢毽子成为了名副其实的正规的竞技运动。但自1984年以来的26年间，毽球运动的发展相当缓慢，迄今只吸引到中国高达1亿踢毽人口的1%即

100 万人的参与。绝大多数毽友甚至没有听说过“毽球”这种竞赛活动，原因在于毽球的技术难度过高，而顶级比赛的观赏性又超低，使得这项比赛难以推广。

最新的踢毽子竞赛方法是于 2009 年 5 月发明的“中国竞技毽”。其观赏性、普适性和竞赛性都要明显高于老式的毽球比赛。在中国民间广泛流传的踢毽子的最具竞赛性的玩法是“对踢”或叫“对打”，这种踢法是踢毽运动中距奥运精神“更高更快更强”最近的一种运动，因而受到中国年轻人的普遍喜爱。“对踢”要求对阵双方以距地面较低的高度（中间最高点为 90～120 厘米）向对方脚下大力踢毽，高手之间的对踢高度甚至低达 20 厘米。这种“低平毽”的踢法非常接近足球射门动作，所以，被中国竞技毽吸收作为极具观赏性和技术性的比赛样式。由此可以看出，中国竞技毽是对传统踢毽运动的一项突破性创新，将使踢毽运动令人耳目一新，成为在全球广为流传的运动竞赛形式。

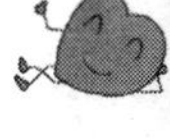

踢毽子以下肢肌肉的协调运动为主，功夫在足上。锛、磕、拐、盘，转身稳步，起跳偏腿，前合后仰，在他人看来，就像欣赏跳舞。髋关节、膝关节、踝关节等，以纵轴为中心摆动，带动远端供血最困难、动作难度最大的部位，增强了肌肉的力量和相应关节的柔韧性。盘、拐、绕等动作，缝匠肌、腘肌、股肌等腿部肌肉得到锻炼；而锛、磕、落等，足背肌、足底肌的作用必不可少。至于花毽儿的一些高难度动作，像“雾里看花”“苏秦背剑”“倒挂紫金冠”“外磕还龙”“朝天一炷香”等，头顶、后背、足跟、足面等部位，毽子上滚下翻，滴溜儿乱转。这时，腰肌、髋肌、臀肌，甚至胸肌、腹肌等都要参与。骨骼肌的动、静脉短路支大量开放，下肢血流的动力性平衡得到维持。既增强了肌肉、骨骼的运动功能，又有效地预防了一些血液回流障碍性疾病，尤其是办公室族罹患的下肢“深静脉血栓形成”性疾病。

长期低头伏案，颈椎前倾，疏于活动，容易得颈椎病；胸、腰等部位脊椎的生理弯曲失常，久之则拱腰驼背，成为所谓“办公室型体态”。踢毽子时，随着毽子的起落，脊椎各关节屈伸有节、有度，椎体的深、浅层肌及颈前、颈后肌等一张一弛的功能锻炼，避免了脊椎关节的僵化，增强了关节的稳定性，预防了颈椎病，修整了腰肢体态。踢毽儿时双上肢有节律地摆动，运动了肩、背部肌肉、关节，对中老年人罹患的肩周炎，也有较好的防治作用。

踢毽子还可以防治“亚健康”状态。踢毽子要求人的思想高度集中。瞬间完成踢的动作，技术到位，动作准确，毽子才能遂心着意。大脑皮质势必建立起新的兴奋灶，转移思维“换换脑子”。对于调节高级神经活动、化解心理压力十分有益。毽子虽小，娱乐和艺术等功能俱全，魅力十足。心到、眼到、足到；反应要灵敏，动作要迅速，相互配合要心领神会。很多人把踢毽子又叫“走毽儿”。大家围在一起，你一足，我一足，飞舞的毽子牵动着所有人的眼球，调动着所有人的责任感，激发着所有人团结进取的精神；稍微的不小心都会造成毽子起落中断。其间有说有笑，有喊有叫，有逗有让，气氛融洽、热烈；一旦落地，一片哗然，一片惋惜。心态的调整寓于小小毽子的腾飞起落。有效地防治了“亚健康”状态。

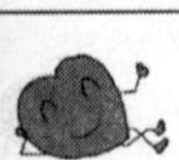

毽子花式踢法有很多种，大致可分为两类：“软的”和“硬的”。软的一般比较简单，一只足离地的同时另一只足是着地的（双飞、一卯儿除外），正规比赛中大多数软的是不计数的（金狮、一卯儿通常会计数），软的通常只作为连接的动作，高手踢软的通常可以几百次甚至上千次而毽不落地。硬的通常是双足同时腾空跃起（肖蹲儿类的除外），用其中一足去踢毽子，另一只足辅助做出各种花式动作。硬的比较消耗体力，通常高手踢硬的也可以连续几十次甚至上百次而毽不落地。

※ 游　泳

游泳运动是一项全身性的运动项目，所有的肌肉群和内脏器官都参加有节奏的活动。运动量与运动强度可大可小，游泳的速度可快可慢，特别适合于中老年人保健。

(1)游泳的作用

①对于中老年人来说，游泳可以说是一种锻炼血管的体操。慢速度的游泳可以放松肌肉和血管，这对冠心病、高血压、肌肉劳损等疾病的防

治以及消除疲劳具有特殊的意义。

②夏季游泳可以接受充足的紫外线，增强皮肤的抵抗力，防止皮肤病发生。某些慢性疾病，如肥胖症、神经衰弱、慢性气管炎、关节炎、骨质增生等均可通过游泳得到较好的治疗。

③游泳可以促进全身运动，促进机体的全面发展，使身体匀称，达到减肥的效果。其机制是由于水阻力比空气阻力大820倍左右，有助于肌肉得到锻炼。人在水中比陆上消耗能量多，经研究，肥胖者每天不增加饮食，游30分钟就可以减肥。

④游泳时水对人的胸廓有一定的压力，水的密度比空气大，呼吸肌要额外克服这些阻力才能正常进行呼吸，长期坚持，呼吸肌会得到很好的锻炼，从而改善和发展呼吸功能。

⑤游泳时，身体的四肢都在运动，加上水温低，冷水的刺激使得人体的新陈代谢加快，增强机体适应外界环境变化的能力，可抵御寒冷，预防疾病。

(2)注意事项

①在症状明显或病情活动期间是禁忌游泳的。游泳的方法以放松性的动作为主，中老年人要注意运动量的控制，不宜过快、过猛。

②由于夏天水温比气温低得多，游泳者入水前要做好准备活动。如果生理上准备不足，一时适应不了水中环境，易引起头晕、恶心等不适症状，严重者会抽筋或拉伤肌肉等。

③中老年人要注意游泳时间的选择，空腹时体内血糖较低，游泳会引起头晕、四肢乏力，甚至发生意外；饭后消化器官活动增强，游泳时又使大量血液流向四肢，使消化道血液量减少，影响食物的消化吸收。中老年人更不宜过量饮酒后游泳。

④剧烈运动后游泳易发生意外，由于剧烈运动后身体疲劳，肌肉收缩和反应能力减弱，游泳会增加心肺负担，易发生吃水、抽筋和溺水等意外。大汗淋漓时游泳，遇冷水刺激后血管骤然收缩，易引起疾病。

⑤身体不适时一般不要游泳。凡患有精神病，较严重的心脑血管疾

病、传染性疾病、皮肤病、中耳炎、肝炎、外伤炎症等以及其他一切传染性疾病均不宜游泳。妇女在月经期亦不宜游泳。

⑥在陌生水域游泳，如河流、水库等自然水域游泳时，应事先了解水深和水底自然状况及动植物状况，不可冒然下水，以免发生意外。

⑦游泳中出现头晕、恶心、冷战等异常情况时，应及时出水。中老年人及冠心病患者游泳时间不宜过长，一般在水中停留时间以 30～60 分钟为宜。要注意游泳后的卫生保健，游泳后，应用净水冲身，排出耳内积水，并用眼药水滴眼消毒。

⑧冠心病患者游泳时要有人陪同。

(3)不适宜人群

游泳是一项全身性的运动，能促使体形健美，深受女性喜爱。但女性特殊的生理特点决定了阴道特别容易受到感染，因此，患有阴道炎、急性宫颈炎、急性盆腔炎、泌尿道感染等妇科炎症者千万不能游泳。特别提醒一句，如果女性的身体疑有早期妇科炎症，如分泌物增多、颜色和气味感觉异常时也不能下水，正处于炎症治疗期间者同样不能游泳，否则很容易被水里的细菌感染，而加重病情。

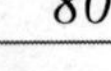

※ 抖空竹

空竹是一种简单的竹制玩具，俗称风葫芦。60 多岁的崔老先生靠的是一手抖空竹的绝活，不仅增进了健康，而且起到了防病治病的作用。如今的崔先生看起来精神矍铄，很难想像他曾是一位心脏病患者。“20 世纪 50 年代的时候他曾玩过空竹，那时候只是偶尔玩玩，后来就撂下了”。1999 年崔老先生患了心肌梗死，并于 2001 年做了冠状动脉旁路移植术，术后为了尽快恢复身体素质，他采纳了别人的建议，开始练习抖空竹。“一开始纯粹是为了锻炼身体，每天要练习 8 个小时以上。”随着锻炼时间的不断增加，崔老先生病后的身体很快恢复了健康。“由于他每天抖空竹，平时吃饭睡觉完全都没问题。

实际上，抖空竹是中医养生保健方法之一，有着悠久的历史。抖空竹的运动量可随意控制，可视自己的体能来确定，且不受场地大小限制，男女老少都可参加。抖空竹的花样技巧很多，据不完全统计就有近百种。我们见到一些抖空竹的高手表演，玩起来空竹忽左忽右、忽高忽低，时而身前，时而身后。舒缓时如行云流水，连绵不断，胜似闲庭信步。急重时似流星闪电，瞬息万变，酷若舞枪使棒。令观者眼花缭乱、目不暇接，不失为一种艺术享受。

五、冠心病患者传统运动项目的选择

※ 太极拳

太极拳是一种具有民族特点的保健拳法，主要用于强身健体。太极拳运动的特点是动作轻灵，运作和缓，呼吸自然，用意不用力；是静中之动，虽动犹静，静所以养脑力，动所以活气血，内外兼顾，心身交修。也就是使意识、呼吸、动作三者密切结合，从而达到调整人体阴阳，疏通经络，和畅气血，使人的生命得以旺盛，故可使弱者强，病者康，起到增强体质、祛病延年的作用。

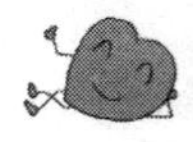

医学研究表明，太极拳和一般的健身体操不同，不但活动全身各个肌肉群、关节，还要配合均匀的深呼吸与横膈运动，更重要的是需要精神的专注心静、用意，这样就对中枢神经系统起了良好的影响，从而给其他系统与器官的活动和改善打下了良好的基础。研究证明太极拳对冠心病有防治和康复作用。冠心病患者通过打太极拳，可改善血液循环，扩张冠状动脉，增加心肌血流量，对心血管病有良好的治疗和保健作用。是适合冠心病病人锻炼的一种很好的运动项目。

※ 八段锦

锦字从金，形容贵重。锦帛是古代颜色鲜美之物。因为这种功法可以强身益寿，有如展示给人们一幅绚丽多彩的锦缎，故称为“锦”。八段锦就是古人创编的八节不同动作组成的一套医疗、康复体操。八段锦在我国民间流传十分广泛，一般认为是南宋初年无名氏创编。由于八段锦动作简单，易学易练，并在实践中不断加以修改、创新，又演变出许多种类，如岳飞八段锦、十二段锦、自摩八段锦、床功八段锦、坐势八段锦等，各有特长。

八段锦功能柔筋健骨、养气壮力，可以行气活血、协调五脏六腑功能，男女老幼皆可锻炼。现代研究也已证实，这套功法能改善神经体液调节功能和加快血液循环，对腹腔脏器有柔和的按摩作用，对神经系统、心血管系统、消化系统、呼吸系统及运动器官都有良好的调节作用，是一种较好的运动方法。

(1)练习方法

①双手托天理三焦(图 3-1)。

预备姿势：立正，两臂自然下垂，眼看前方。动作：两臂慢慢自左右侧向上高举过头，十指交如翻掌，掌心向上，两足跟提起，离地一寸；两肘用力挺直，两掌用力上托，两足跟再尽量上提，维持这种姿势片刻；两手十指分开，两臂从左右两侧慢慢降下，两足跟仍提起；两足跟轻轻落地，还原到预备姿势。

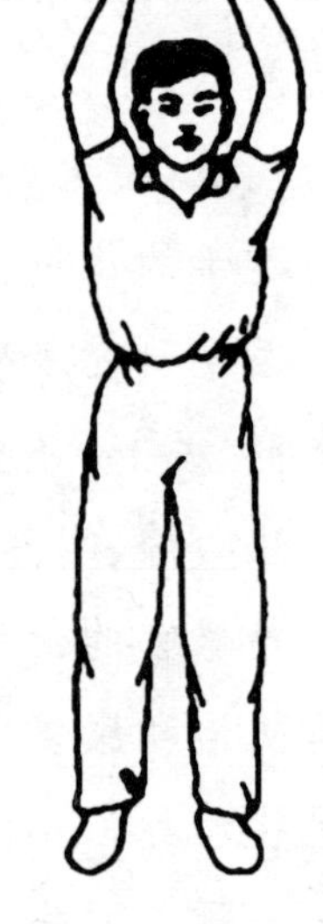

图 3-1　双手托天理三焦

②左右开弓似射雕(图 3-2)。

预备姿势：立正，两足尖并拢。动作：左足向左踏出一步，两腿弯曲成骑马势，上身挺直，两臂于胸前十字交叉，右臂在外，左臂在内，手指张开，头向左转，眼看右手；左手握拳，示指向上翘起，拇指伸直与示指成八字撑开，左手慢慢向左推出，左臂伸直，同时右手握拳，屈臂用力向右平拉，作拉弓状，肘尖向侧挺，两眼注视左手示指；左拳五指张开，从左侧收回到胸前，同时右拳五指张开，从右侧收回到胸前，两臂十字交叉，左臂在外，右臂在内，头向右转，眼看右手，恢复到立正姿势。

③调理脾胃举单手(图 3-3)。

站直，双臂屈于胸前，掌心向上，指尖相对。先举左手翻掌上托，而右手翻掌向下压，上托下压吸气而还原时则呼气。左右上下换做 8 次。

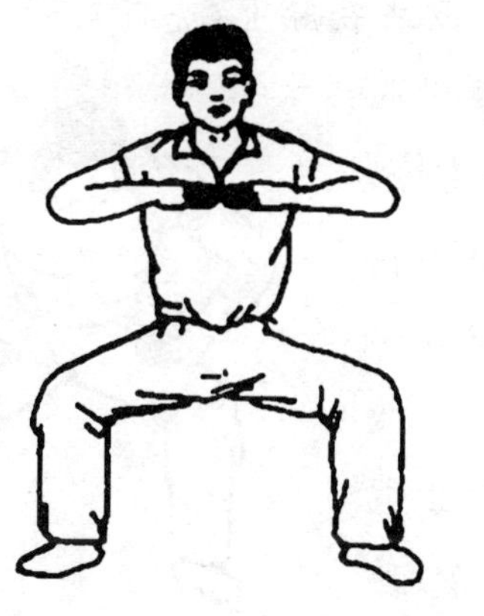

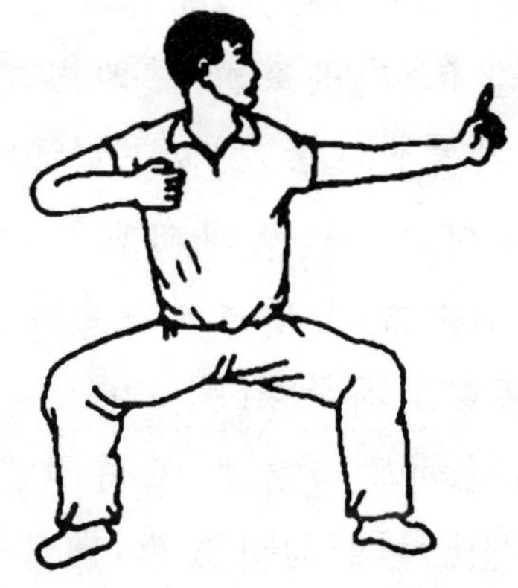

图 3-2 左右开弓似射雕

④五劳七伤往后瞧(图 3-4)。

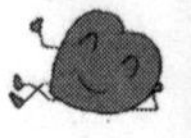

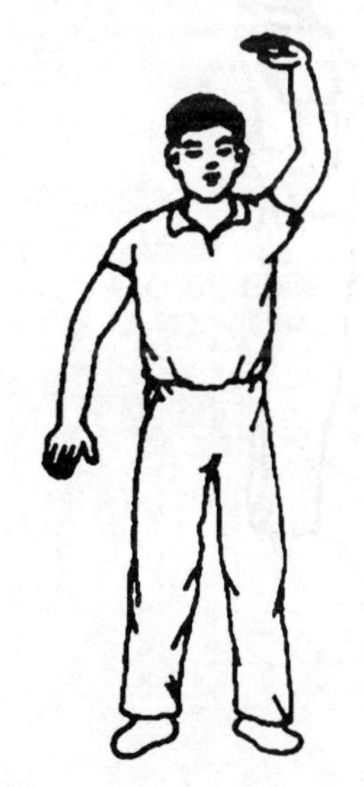

图 3-3 调理脾胃举单手

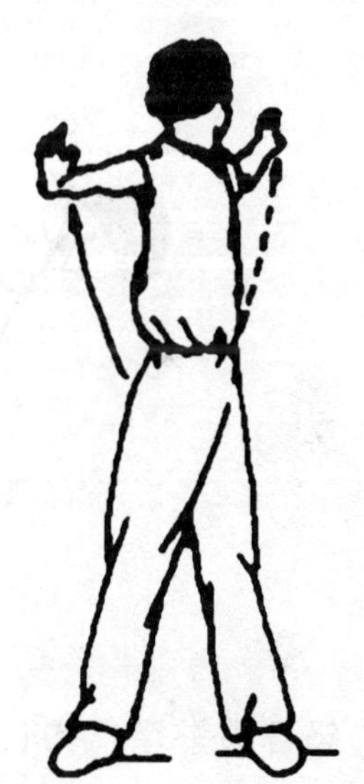

图 3-4 五劳七伤往后瞧

自然站立,两臂自然下垂。慢慢向右转头,眼看后方,复原,成直立姿势;再慢慢向左转,眼看后方,复原。

⑤摇头摆尾去心火(图 3-5)。

两腿开立，比肩略宽，屈膝成马步，双手扶膝上，虎口对着身体，上体正直；头及上体前俯、深屈，随即向左侧做弧形摆动，同时臂向右摆，再复原成预备姿势；头及上体前俯、深屈，随即向右侧做弧形摆动，同时臂向左摆，复原成预备姿势。

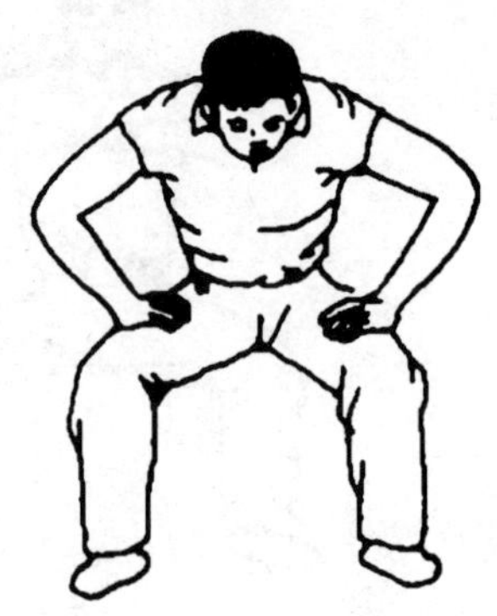

图 3-5　摇头摆尾去心火

⑥两手攀足固肾腰（图 3-6）。

两足平行并立与肩宽，双臂平屈于上腹部，掌心向上。然后向前弯腰，翻掌下按，掌心向下，手指翘起，逐渐以掌触及腰背，前俯呼气，还原吸气。

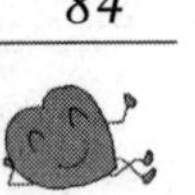

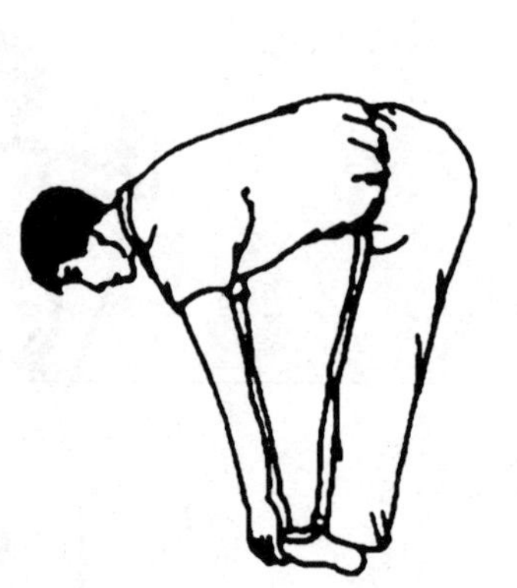

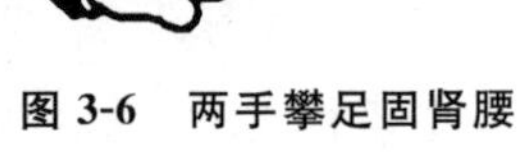

图 3-6　两手攀足固肾腰

⑦怒目攒拳增气力（图 3-7）。

两腿开立，屈膝成骑马势，两手握拳放在腰旁，拳心向上。右拳向前方缓缓用力击出，臂随而伸直，同时左拳用力紧握，左肘向后挺，两眼睁大，向前虎视。

⑧背后七颠百病消（图 3-8）。

两腿并拢，立正站好。两足跟提起，前足掌支撑身体，依然保持直立姿势，头用力上顶。足跟着地，复原为立正姿势。

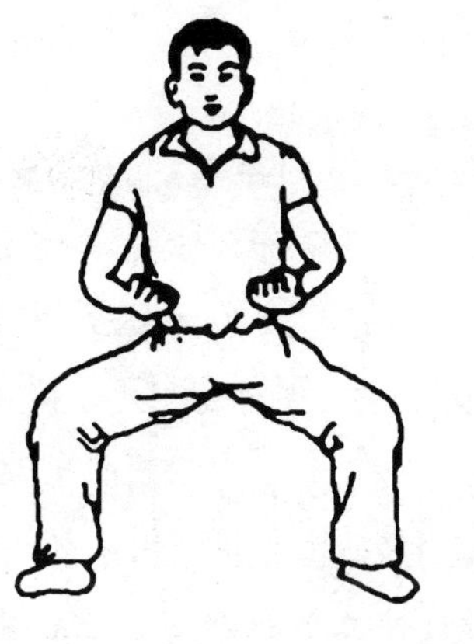
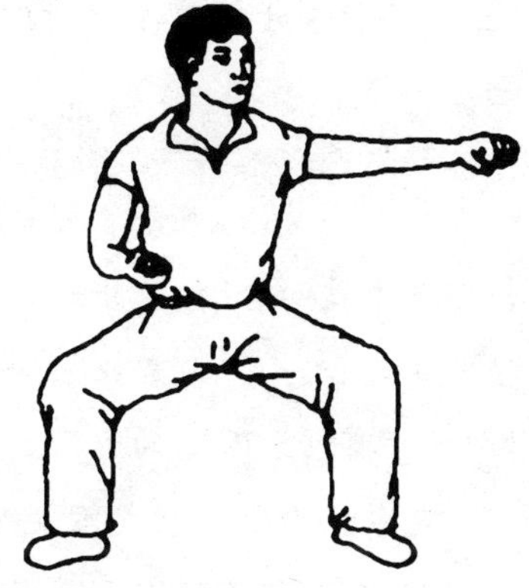

图 3-7　怒目攒拳增气力

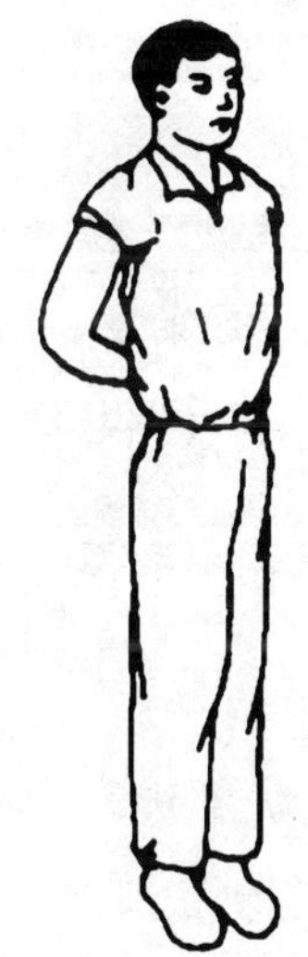
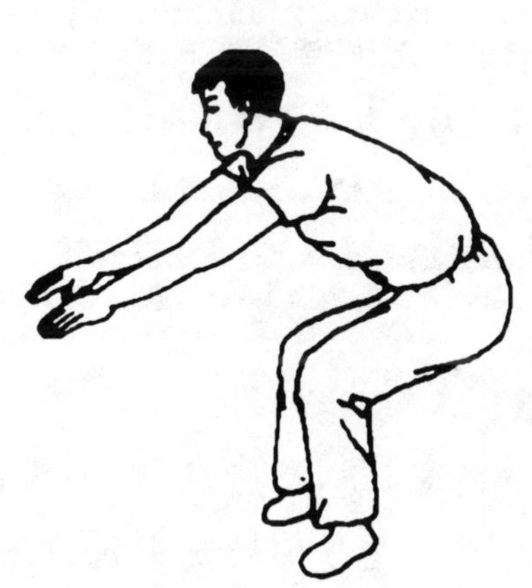

图 3-8　背后七颠百病消

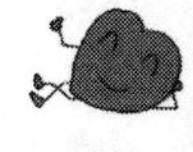

(2)适应范围

八段锦除有强身益寿作用外,对于高血压、冠心病、头痛、眩晕、肩周炎、腰腿痛、消化不良、神经衰弱诸症也有防治功效。

(3)注意事项

练八段锦可根据自己的体力条件,选用坐位或站位。八节动作近似现代徒手体操,易学易练。做动作时也要结合意念活动,想着动作的要求而自然引出动作来，并注意配合呼吸。

小贴士

冠心病患者冬季锻炼不宜早。严寒的冬季，一般来说，太阳出来半个小时后，寒冷才开始缓解。科学研究证实，冬季清晨地面空气中氧的含量，是全天最低的时候。太阳出来后，随着绿色植物的光合作用，吸碳吐氧，地面上空气的含氧量，方得以逐步增加，才有利于人们的呼吸。

清晨地面上的空气污染也最重，如工业排放出来的废气，汽车排放的尾气，还有人和动物排放的二氧化碳等。上述有毒有害的气体，因受夜间温度的下降而沉降于地的表面，只有待太阳出来，地表温度升高后，才得以升向高空散去。

随着冠心病患者抗寒、抗毒害能力的日益下降，冬季晨练"必待日光"，赶迟不赶紧。早晨起床后，先喝杯白开水，然后在室内走动走动，活动一下关节、肌肉，为晨练做准备，待太阳升起半小时后再外出晨练。同时，吃点牛奶、豆浆、面包、饼干之类食物，避免空腹锻炼。动则生阳，静则生阴。冬季里运动宜迟不宜早，但最忌拥衾长卧。

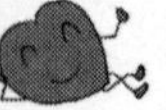

※ 易筋经

易，改变的意思；筋，泛指肌肉，筋骨；经，为方法。所以，易筋经是一种改变肌肉、筋骨质量的特殊锻炼方法。它除练肌肉、筋骨外，同时也练气和意，是一种意念、呼吸、动作紧密结合的功法。在练功时要注意松静结合，柔刚相济，身体自然放松，动随意行，意随气行，不要紧张、僵硬。

易筋经按其动作性质与八段锦颇为相似。但用力的程度和动作的难度超过八段锦，且运动时强调心静、神敛、调息，要求内外结合，动静结合。下面介绍一套易筋经的锻炼方法。

(1)锻炼方法

①两手当胸(图 3-9)。

本节为起势，两腿开立，两足距离同肩宽，两手自然下垂，腰背正直，两眼凝视前方，全神贯注。在基本做到调身、调心、调息后，两臂缓缓抬起至前平举位，掌心向下，手臂保持伸直；再翻掌，掌心向内，两肘内屈，使手缓缓向胸前收拢，停于胸前约一拳处，两手指尖相对，掌心向胸，做拱手状。

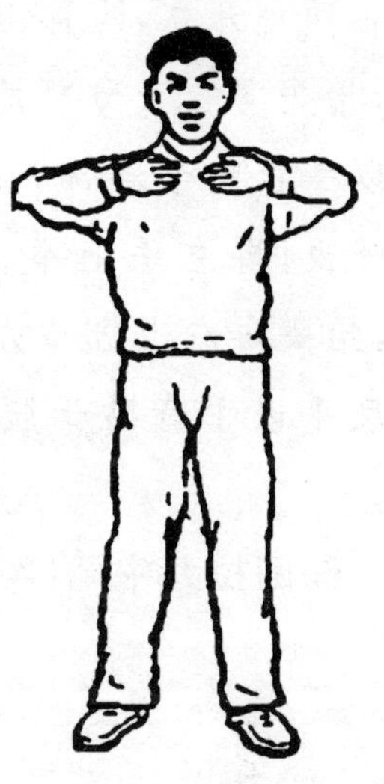

图 3-9 两手当胸

②两臂横担（图 3-10）。

接上节姿势，以足趾抓地，同时两手翻掌，掌心向下，足跟微微提，足尖点地，同时两手左右分开，两臂成侧平举，掌心向下。

③两手托天（图 3-11）。

接上一姿势，两手从左右两方缓缓上举，臂伸直，掌心向上，手指朝里，做托天状，同时两足跟再稍抬起，足尖着地，牙关咬紧，舌抵上腭，呼吸细长，意识集中在两手，然后两手握拳，两臂顺原来路线缓缓用力降下至侧平举位，同时足跟放下。

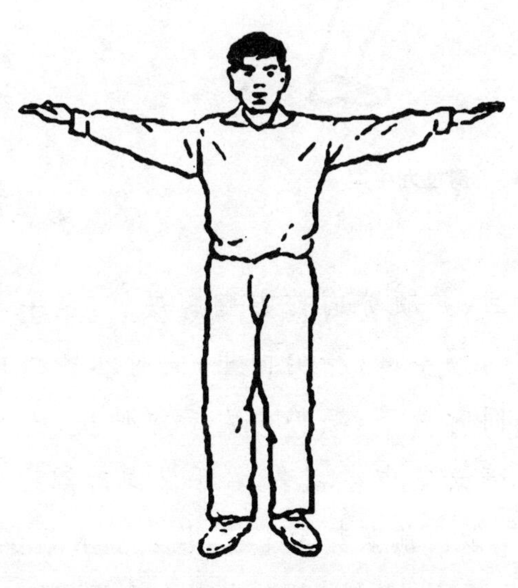

图 3-10 两臂横担

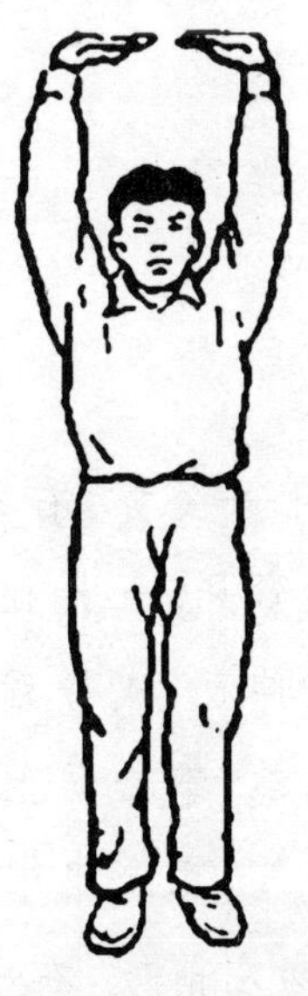

图 3-11 两手托天

④摘星换斗(图 3-12)。

两足开立，两臂侧平举，右手缓缓上举伸直，覆掌，五指并紧，指尖向内；抬头向右上方望右手掌心，左手同时放下，并反手以手背贴于腰部，在此姿势下坚持片刻，做 3～5 次呼吸；再左手上举伸直，覆掌，五指并紧，指尖向内，抬头向左上方望左手掌心，右手同时用力放下，并反手以手背贴于腰部，在此姿势下做 3～5 次呼吸。

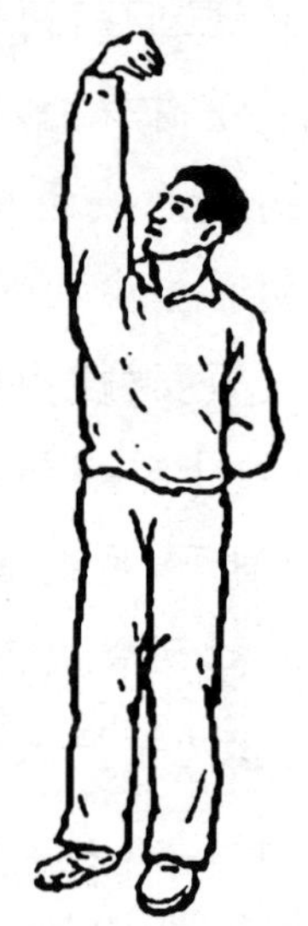

图 3-12　摘星换斗

⑤倒拉九牛尾(图 3-13)。

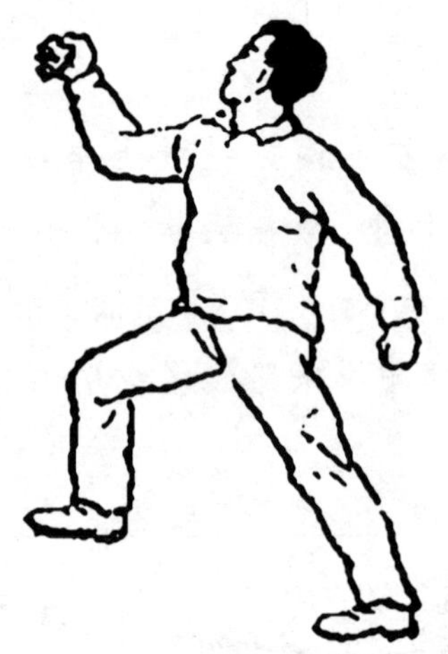

图 3-13　倒拉九牛尾

接上一姿势，右手从腰部撤回，并顺势向前方翻腕展臂，至手与肩平、肘微弯屈，五指撮拢如梅花状，握空拳，指尖向里，同时右腿跨前弯曲，左腿伸直，成弓箭步，左手也同时放下，顺势向左后方伸出，五指撮拢，握空拳，拳心向上；然后吸气，意念集中在右手，右手做向后倒拉牛尾状；再呼气，意念集中在左手，左手做向前顺势牵牛状，换左弓右箭步，左手反抄向左前方，右手收回伸向右后方；吸气，意念集中在左手；呼气，意念集中在右手。

⑥出掌展臂(图 3-14)。

接上节姿势,右足踏前与左足并拢,两手收回放在胸前成以下预备姿势:立正,两臂胸旁屈肘、手指张开,掌心向外。首先两手成“排山掌”(掌指直立与腕成 90°,掌心向前),缓缓向前推出,劲力逐渐加大,至时臂充分伸直为止,同时全身挺直,两眼睁大向前凝视;然后两掌缓缓收回,贴拢于左右两侧胸肋部。

⑦拔马刀(图 3-15)。

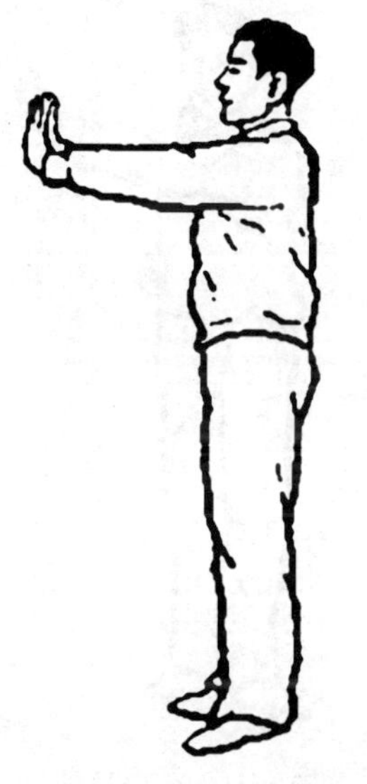

图 3-14　出掌展臂

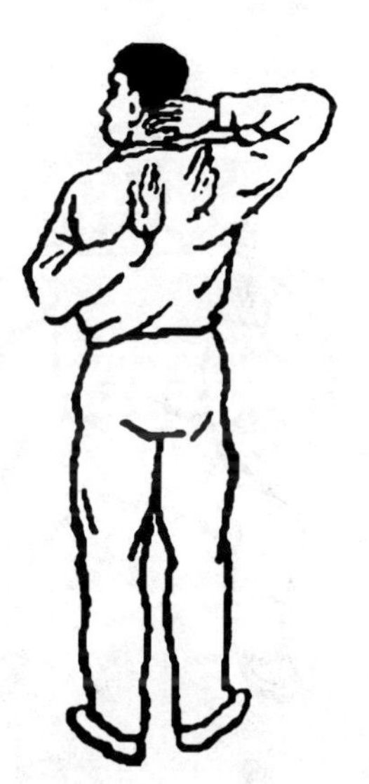

图 3-15　拔马刀

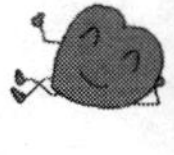

立正,两臂前平举,手成排山掌。首先右手上提至后脑,用掌心贴枕部抱头,手指轻轻压拉左耳,右腋张开,同时头向左转,左手则收回反手以手背贴于两肩胛间;吸气,同时用右手手指压拉左耳,头及右肘稍紧张,意念集中在右肘;呼气,放松;再右手放下,反手提起以手背贴在两肩中间,同时左手收回提至后脑,用掌心贴枕部抱头,手指轻轻压拉右耳,左腋张开,头向右转;吸气,同时用左手手指压拉右耳、头及左肘稍紧张,意念集中在左肘;呼气,放松。

⑧三盘落地(图 3-16)。

左足向左跨出一步,两手收回,左右分开,即成以下预备姿势:两足开立,两足距离比肩宽,两臂侧平举,掌心向下。首先两腿呈半蹲式,腰背与头部保持正直,两手屈时翻掌向上,下臂平举,如托重物状;稍停片刻,两手翻掌向下,小臂伸直,放松,如放下重物状;两腿再慢慢伸直,左足收回,两足并拢,成直立状。

⑨左右伸拳(图 3-17)。

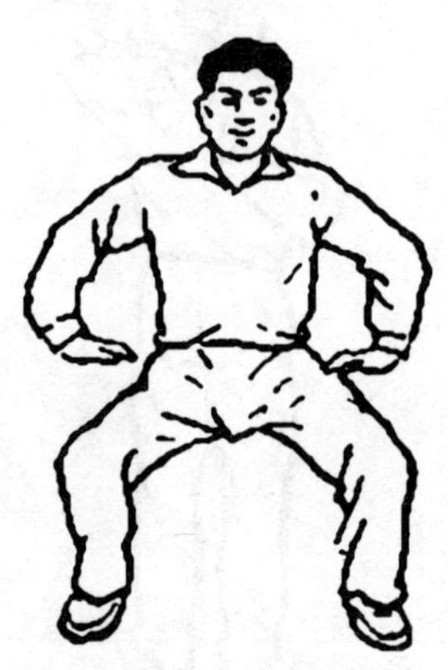

图 3-16　三盘落地

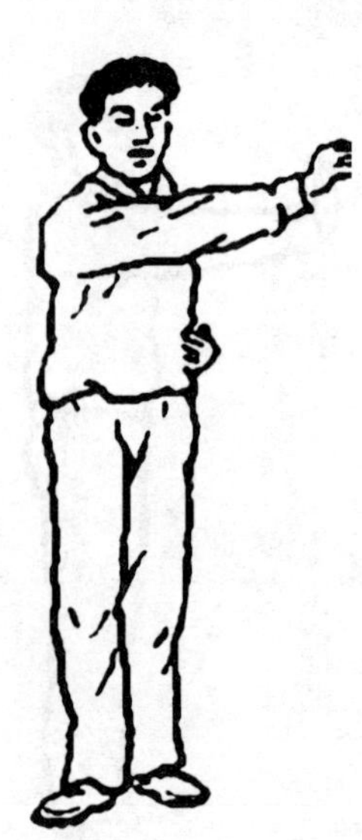

图 3-17　左右伸拳

左手握拳,置于腰间,右手向左前方伸出,五指捏成勾手,上体左转;腰部自左至右转动,右手亦随之自左至右水平划圆,手划至前方时,上体前倾,同时呼气;划至身体左侧时,上体伸直,同时吸气。

⑩猛虎扑食(图 3-18)。

右足向前跨一大步,屈膝成右弓步,上体前倾,双手撑地,头微抬起,眼看前下方;吸气,同时两臂伸直,上体抬高;然后呼气,同时屈肘,胸部下落。随呼吸,两臂屈伸,上体起伏,做扑食状。

⑪躬身(图 3-19)。

两腿开立,与肩同宽,两手用力合抱头后部,手指敲小脑后部片刻,配合呼吸做屈体动作：吸气时身体挺起；呼气时俯身弯腰，头探于膝间作打躬状。

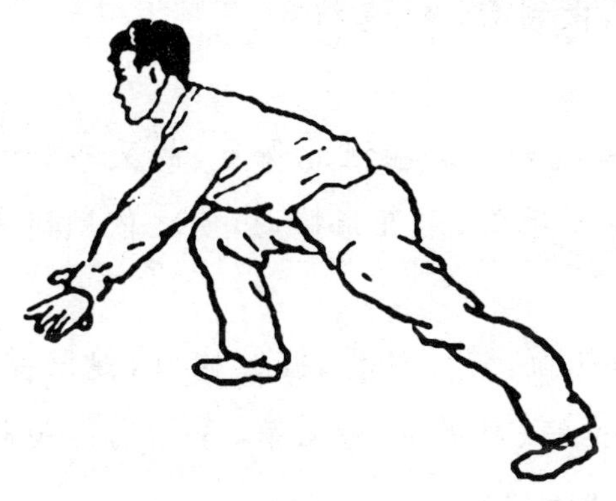

图 3-18　猛虎扑食

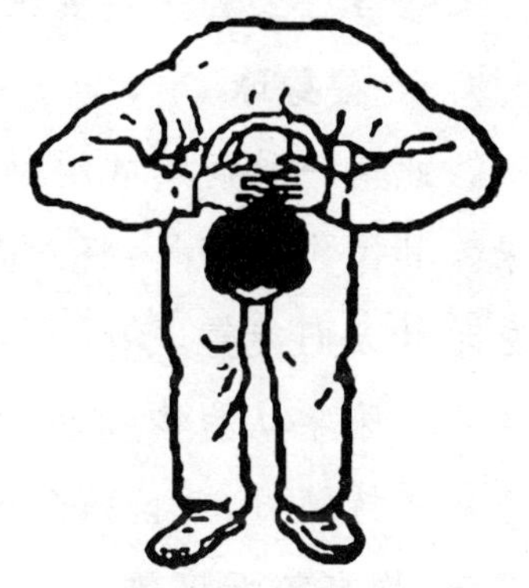

图 3-19　躬身

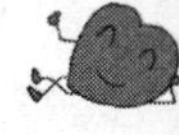

⑫掉尾(图 3-20)。

两手提起，两掌向正前方推出，至两臂伸直为止，掌心向外；两手十字交叉，掌心向下，收回至胸前，两手分开；两掌向下推压，腰随掌向前弯曲，两腿保持挺直。两掌尽量下推，头稍抬起，两眼睁大，向前凝视；伸腰起立，两手同时上提、分别向左右屈伸手臂 7 次，两足顿地 7 次，结束全套练习。

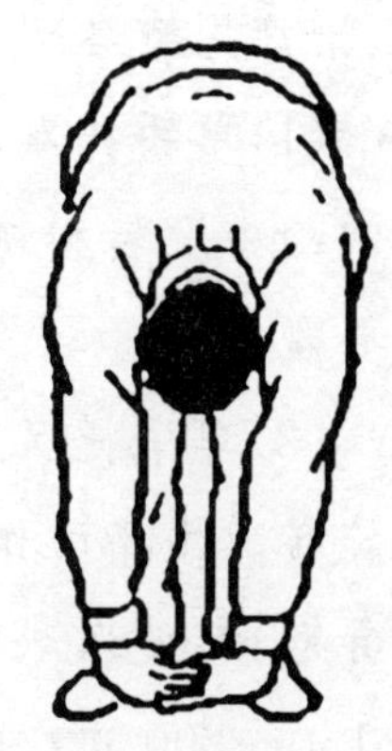

图 3-20　掉尾

(2)适应范围

本功法适用于年老体弱者锻炼，对于神经衰弱、高血压、心血管病、关节炎等病亦有一定治疗作用。适宜于骨科及软组织损伤病人恢复期练习。适宜于中医骨科、伤科、按摩科医生基本功训练。

(3)注意事项

①在练习易筋经时，要轻松乐观，心情舒畅。在练功前 10 分钟，要停止较剧烈活动，诱导思想入静；练功地宜安静，空气新鲜，衣着要松适，不能紧腰、束胸，不能穿高跟鞋；在过饱、过饥时，均不可练功，练功前须

排解大小便。

②凡高血压及动脉硬化较严重者禁做躬身及掉尾式动作。

③各种姿势一定要细致认真，做到心、身、息结合。

※ 健身球

此谓一种简单的运动器械，因主要产地在河北保定，故又叫保定铁球。其操作方法是：将一副铁球置于手掌，用五指拨动，使之依顺时针或逆时针方向旋转。

中医学认为本项运动能调和气血，舒筋健骨，强壮内脏，健脑益智。经常坚持练习，对偏瘫后遗症、颈椎病、肩周炎、冠心病、手指功能障碍等疾病，均有较好疗效。

人体五指之上布有许多穴位，是几条经络的起止点，而经络则是联系人脑神经和五脏六腑的纽带。常练习者，即可通过这些穴位和经络产生不同程度的刺激，以达到疏通经络、调和气血的目的。此外，由于铁球与手掌皮肤的频繁摩擦，也会因静电及热效应的产生，起到增进血液循环、治疗周身各部位疾病的作用。

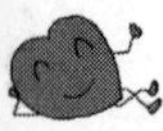

(1)单手托双球摩擦旋转：置双球于单手掌心中，手指用力，使双球在掌心中顺转和逆转。在旋转时要手指紧贴球体，使双球互相摩擦，而不要碰撞。

(2)单手托双球离心旋转：在上述动作熟练后，逐步达到双球互相离开旋转。手指动作、旋转方向均与摩擦旋转相同，只是将手指伸开，用力拨弄双球，使双球在掌心中飞速旋转，而不碰撞。其速度一般要求为顺转150～200次/分，逆转130～180次/分。

(3)双手四球运动：这是在单手运动的基础上，逐步锻炼两手同时做单手动作(每手双球)，需充分发挥大脑的作用才能做到。此动作难度大，要求技术高，但效果要比单手运动更好。

(4)用铁球按摩、揉搓、锤击身体的不适部位，可减轻疼痛，也能锻炼手力，对常患肩胛不适、腰酸腿痛的老年人大有好处。

(5)用单手或双手的虎口使劲握球，或用手掌心使劲握球，有酸热的感觉，经常这样锻炼对提高指力、腕力、握力、臂力均有帮助。

※ 砸命门

砸命门疗法就是用前臂和拳头按摩叩打前后命门并配合腰部动作的一种健身方法。特点是自我锻炼，简便易行，不受处所限制，疗效明显。

上面提到的命门是指前后二命门；前命门为肚脐，后命门是指与肚脐相对应的背部，即第 2 腰椎棘突下命门处。

(1)锻炼方法

全身放松，膝微屈，两臂自然下垂，意想肚脐。腰转动带动两臂，一前臂和拳砸在腹部肚脐附近，另一臂的前臂和拳同时砸在背部命门附近。腰部左右转动，两臂交替叩打(图 3-21)。

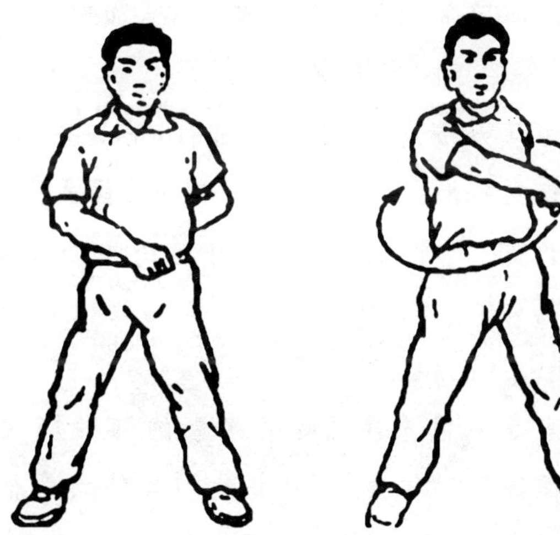

图 3-21 砸命门

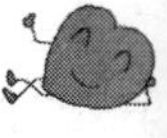

注意两臂好像是根绳子，毫不用力，前臂和拳头好像是个槌子，利用腰转动的惯力而叩打，两臂切忌僵硬。

(2)注意事项

①为了做到腰转动带动两臂砸腹背，必须做到全身放松，以腰为轴，特别是两臂要放松，以便利用腰转动的惯性重力叩砸。

②砸腹背的次数和时间，以感到轻松爽快、微汗为度。

③自然呼吸,用鼻或口鼻呼吸均可。

④饭后1~2小时内锻炼,以空气新鲜时锻炼为佳。

⑤砸腹背对内脏器官有震动作用,增强消化功能,加快血液循环,用力应因人而异循序渐进。

※ 打腿肚

腿部肌肉每次收缩时,挤压出的血量,大致相当于心脏的每搏排出的血量。晨练利用步行方法去踢打腿肚子肌肉,可以反复加速腿肚子肌肉的收缩能力,迫使血液由腿部动脉血管迅速流淌到各支血管及毛细血管中。使腿部各个组织得到充分营养和温度,这就达到缓解和治疗老寒腿、腿骨酸痛、抽筋等老毛病。

踢打腿肚子又迫使腿部静脉血管血液回流,加速、加快、平衡心脏血液回收能力,对预防各种心脏病也有益处。

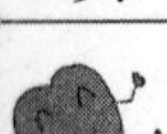

踢打腿肚子的运动方法是:在步行中进行,用一条腿支撑地面,另一条腿的足面依次踢打支撑腿的腿肚子的承筋穴(腘窝正中下4寸,腓肠肌腹中央取穴),承山穴(腓肠肌,肌腹下出现交角处取穴)然后交替进行。做80~100次。

※ 呼吸操

心肺锻炼运动术是一种适合冠心病患者的肺锻炼术。呼吸操是一种疗效显著的医疗保健运动体操,简单易行。其特点是全身运动与呼吸相结合。一方面可强身健体,另一方面可防治眩晕、咳嗽、气喘等呼吸系统疾病。锻炼方法如下。

(1)准备姿势:全身放松,自然站立,两足开立与肩同宽,两臂自然下垂,意念集中于做动作,自然呼吸。

(2)两臂微屈,两手手指自然张开,经前方上举到头上方,同时吸气开始上举即同时开始吸气,待上举到头上方时,完成吸气。

(3)两腿下蹲(下蹲时,上体要保持正直,两臂同时由上方随下蹲沿头、胸前方落到腿侧,成自然下垂姿势,下蹲、两臂下落和呼吸三者要同时开始和完成。

(4)两腿起立,两臂也同时随着经前方举到头上方,同时吸气;这样一起一蹲为1次,可做10～20次,依个人情况而定(次数过多,过分换气,可能引起头晕;做完动作后,感到清爽为度)。

(5)上述动作熟练后,可在蹲立时加做左右转体动作,即在起立、臂上举和呼气的同时上体左转或右转,而向左方或右方。

六、冠心病患者运动方式宜忌

有的冠心病患者,虽然运动的热情很高,可是由于运动方法缺少科学性,不符合中老年人的生理、解剖特点,以至在运动过程中,对人体造成伤害。可能引起的损害有两种表现形式:一种是当时就会产生运动性损伤,引起疼痛;另一种是对心脏等部位造成的潜在性的伤害。每个人之间都有年龄、性别、遗传以及运动基础等一系列因素的差异,使得每一个人的运动能力都不同,如果不能因人调整和选择运动方式,势必造成损伤。所以,冠心病患者健身应以安全、健康为原则,在健身过程中一定要了解冠心病患者运动方式上的宜忌。

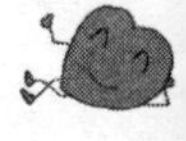

※ 不宜局部运动

适当的活动包括合适的运动量和运动方式。临床医生发现,一些冠心病患者在做全身性运动时冠心病不易发作,而在做局部性肌肉活动时,尽管运动量并不比全身性活动大,反而容易诱发冠心病。进一步的研究表明,这是与机体的供血方式以及由此而引起的血压变化有关。机体的血液供应有一个"多劳多得"的原则。某部肌肉活动量越大,该部肌肉血管扩张的程度也越大,获得的血液越多。体内流动的血量是一定的,为了供应活动肌肉增大的需血量,不活动的肌肉血管就收缩。全身性肌肉活动时,血压在运动开始后有轻微的升高,随后由于全身肌肉血管舒张而恢复至原来水平。这样的活动既没有加重心脏负担,又达到了运动的目的。局部性肌肉活动(如上肢或下肢的运动)时,活动部分的肌肉血管舒张,大部分不活动的肌肉血管收缩,引起血压显著升高,加重心脏负担。在心功能本来弱的情况下,这种运动方式易于发生心肌梗死。

国外学者同时研究发现，在同样输出量的情况下，上肢活动时的血压比下肢活动时高，下肢活动时的血压比全身活动时高。因此，运动医学专家建议冠心病患者运动以选择全身性运动项目为宜。

※ **忌空腹晨练**

对于冠心病患者来说，空腹晨练实在是一种潜在的危险。在经过一夜的睡眠之后，不进食就进行1～2小时的运动，腹中已空，热量不足，再加上体力的消耗，会使大脑供血不足，哪怕只是短暂的时间也会让人产生不舒服的感觉。最常见的症状就是头晕，严重的会感到心慌，腿软，站立不稳，原本有毛病的冠心病患者还会突然摔倒，甚至猝死。

冠心病患者的运动项目一般都不剧烈，晨练前少量进食不会有什么麻烦，多数冠心病患者时间充裕，简单吃一些不会耽误太多时间，尤其是对于胃部常有不适的冠心病患者，晨练前适量进食是一种好的保健方法。

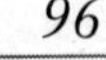

※ **忌雾天运动**

有些冠心病患者运动身体很有毅力，不论什么天气，从不间断。其实，有毅力是好事，但天天坚持也未必正确，比如雾天运动就得不偿失。雾天，由污染物与空气中水气相结合的雾气，不易扩散与沉降，这使得污染物大部分聚集在人们经常活动的高度。而且，一些有害物质与水气结合，毒性会更大，如二氧化硫变成硫酸或亚硫化物，氯气水解为氯化氢或次氯酸，氟化物水解为氟化氢。因此，雾天空气的污染比平时要严重得多 还有一个原因那就是组成雾核的颗粒很容易被人吸入，并容易在人体呼吸道内滞留，而运动时吸入空气的量比平时多很多，这更加加剧了有害物质对人体的损害程度。总之，雾天运动身体，对身体造成的损伤远比运动的好处大，弊大于利。因此，雾天不宜运动。

※ **忌冬季晨练过早**

科学研究证实，冬季清晨地面空气中氧的含量，是全天最低的。太阳出来后，随着绿色植物的光合作用，吸碳吐氧，地面上空气的含氧量，方得以逐步增加，才有利于人们的呼吸。清晨地面上的空气污染也最重，如工业排放出来的废气、汽车排放的尾气，还有人和动物排放的二氧化碳等。上述有毒有害的气体，因受夜间温度的下降而沉降于地的表面，只有待太阳出来，地表温度升高后，才得以升向高空散去。老年人抗寒、抗毒害的能力日益下降，冬季晨练“必待日光”，赶迟不赶紧。运动还要讲究科学性，一些常规的运动习惯不一定科学，比如人们习惯于清晨运动，但早晨冠状动脉张力高，交感神经兴奋性也较高，无痛性心肌缺血、心绞痛、急性心肌梗死发作以及猝死也多在早晨6时至中午12时发生，因此应尽量选择下午或晚上活动为妥。如在清晨健身，运动量应尽量小一些。

※ 忌餐后即运动

“饭后百步走，活到九十九”被当作健身格言。其实，饭后百步走并不科学，宜慎重行事。从现代医学观点看，冠心病患者不宜提倡饭后立即百步走。因为，吃饭特别是吃饱饭对于人的胃肠道，是一种负荷，对冠心病患者更是如此。科学研究证明在餐后60分钟血压由139毫米汞柱下降到129毫米汞柱，而心率上升15次/分钟；中度运动后有些人出现了直立性低血压，说明餐后运动对心血管系统有明显的负面作用。因此，冠心病患者应该避免在餐后特别是饱餐后1个小时内进行运动。

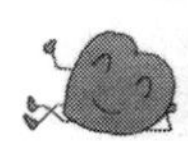

※ 运动时及运动后忌暴饮

人们在运动中及运动后，口渴总是难免的，这时如果拼命喝水，口渴感是解除了，但由于血管仍在扩张，外来的水进入血液后给心脏的压力急剧增大，喝下的水越多，心脏压力越大，给心脏带来损伤的程度也越高。现实生活中，许多人包括一些业余运动队员，由于缺乏专业人员指导，在剧烈运动后，常拿起矿泉水甚至冰水猛喝，这种暴饮方式最易发生心脏性的事件。运动医学专家认为，近年来发生的运动员猝死事件，不排除是这种不良饮水习惯造成的。

※ 忌剧烈运动

冠心病患者既要坚持运动，又要严格掌握一个“度”字，使供血量和需血量相平衡。人在安静状态下，心肌每分钟需要300毫升左右的血液供应；强度大的体力活动，心肌每分钟需要的最大血量达2 000毫升左右。可见超负荷的运动量极易导致心脏继而导致脑急剧缺血、缺氧，可能造成急性心肌梗死或脑梗死。特别是某些人的心血管系统早已发生病理变化，只是尚未察觉，而当感觉到的时候，心血管的病变已经具有一定的严重性，而剧烈运动往往可以诱发疾病。另外，还需要注意的是冠心病患者应避免做急剧的低头、弯腰、头颈环绕动作，以及跳跃动作，特别是对身体肥胖、高血压病、动脉粥样硬化、内脏下垂和慢性腰痛者更不适宜。生活中常可见到有的冠心病患者运动时急剧的低头、弯腰，导致晕倒，发生事故。

※ 忌盲目运动

冠心病患者运动过程中如出现气促、轻度眩晕感，应增加间歇休息时间，减少运动量，如觉心前区、左上臂有压迫感或痛感，应停止运动。运动要在医生的指导下进行，主张科学运动，反对盲目的运动。有的冠心病患者盲目地从事运动，这种人往往是以运动开始，而以心脏病复发告终。冠心病患者遇有心绞痛频繁发作，或休息时也有疼痛，难以控制的心律失常，合并有较严重的高血压，失代偿性心力衰竭等任何一种情况时都不能从事运动。

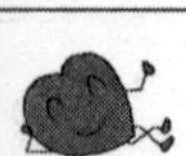

※ 运动前宜服预防药物

冠心病病情不稳定或心脏功能较差，不宜进行剧烈活动，可进行轻微活动，但活动前最好适量服药，以防不测。如冠心病不稳定型心绞痛患者，活动前可以胸前贴一张硝酸甘油膜，或口服异山梨酯 5 毫克，以预防活动时心绞痛发生，同时应随身备有保健药盒，以便发病时自救。对于冠心病病情较轻和稳定者，运动前不需要服用药物，但身边须备有保健盒以防万一。如果在运动中出现不适感，或者有胸闷、气短、心悸、头晕、出大汗和心律失常等情况，除立即停止运动外，还要服用保健盒中急救药物，并及时去医院就诊。

※ 运动前后宜忌

冠心病患者进行运动前，应略微减少一些衣裤，等运动进行中再减去一层衣裤，过凉过热均对病情不利。运动之前，应先进行准备活动3～

5分钟，如先做片刻徒手体操或步行片刻，以使心脏及肌肉、韧带逐渐适应一下，再逐渐过渡到运动。

运动结束后，应及时用干毛巾擦汗，穿好衣服，若洗浴的需休息15分钟后进行。运动的方式，可根据病情的轻重、血压的高低、体质的强弱、耐力的大小而采用快慢不同的速度，以不喘粗气，不觉难受，不感头晕，能够耐受来掌握运动速度和运动的距离。运动结束前，应逐渐减慢速度，使生理活动逐渐缓和下来，切忌突然停止，静止不动，以免运动时集中在四肢的血液难以很快循环到大脑和心脏，导致心、脑暂时性缺氧气而出现头晕、眼花、恶心呕吐。冠心病患者是否适合运动，不能一概而论，最好在医生的指导下行事。

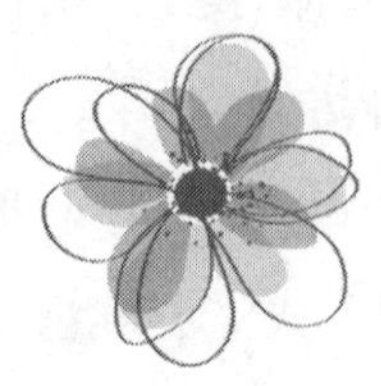

第四章 起居宜关注
——长寿寓于生活中

一、冠心病患者房事生活宜忌

冠心病患者若病情稳定或经过心脏内科医生的检查,明确告诉过患者可以进行性生活的,一般来说是比较安全的。但由于性生活本身是一个全身心的、复杂的神经体液调节过程,也是增加心肌耗氧量的过程,因此对极少数患者,性生活过程也不可能保证绝对无事,有出现心绞痛、心肌梗死及猝死的可能。所以,了解冠心病患者的房事宜忌十分重要。

※ 饱餐后忌性生活

一般来说冠心病患者的性生活是安全的,出现意外的非常少,但偶尔也可发生。研究表明,人在饱餐后,由于血液大量流向胃肠,以及全身需氧气量的增加,心脏的负荷相应增加。特别是在饱食脂肪后,血脂水平骤增,血液黏度增大,引起血流缓慢,血小板容易聚集导致血栓形成,堵塞血管,引起其供应组织区域的梗死。所以,饱餐后在上述多种因素的作用下,如再行房事,易在原有冠状动脉粥样硬化的基础上,触发心肌梗死。日本有人对559名突然死亡的病人作了统计,其中有34人与性交有关,约占0.6%。而这34人中有27人是在婚外性行为中发生的,而且大多数人在性交前吃了很丰盛的食物,并喝了酒。所以,冠心病患者不宜在餐后即进行性生活。

※ 性生活用药宜忌

冠心病患者若在性生活过程中出现严重的心前区疼痛,在性生活前24小时内未服过西地那非(万艾可)一类的药物,可舌下含服硝酸甘油片,对一般疼痛3～5分钟可以缓解,如果不能缓解要立即去医院或请医务人员处理。如果在性生活前服用过西地那非(万艾可),则禁止服用硝酸甘油,要立即将患者送往医院。

※ 性生活体位宜忌

人到中老年,整个身体的状况下降,灵活性变差,肌肉萎缩,骨骼开始脱钙等,这些变化使得中老年人活动起来不那么灵活,尤其是冠心病患者。如果在性生活的时候,不注意一些体位和动作问题,可能会造成不必要的损伤。要尽量减少不必要的损伤,减少肌肉的消耗、体力上的消耗。有了病应该认识到病的危害性,在过性生活的时候适当予以注意。有医学专家强调为预防冠心病心绞痛的发作应选择合适的体位进行性交。采取女上男下位可以减轻男子体力消耗,适用于体力较差的男性患者;而女性患者则宜取男上女下位。半坐位可以减少心脏扩张,有预防心绞痛发作的作用。

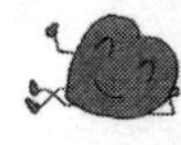

二、冠心病患者水浴保健宜忌

水浴疗法的治疗作用有三:温度刺激作用,化学刺激作用,机械刺激作用。各种水疗法功用不同与三种作用所占比重有关。如一般淡水浴治疗作用主要为温度刺激:而药水浴则以化学刺激为主,温度其次;淋浴则主要为机械性刺激,温度刺激为次。水浴疗法根据所采用的温度、水中所含物质成分及治疗方式的不同,可产生镇静、催眠、兴奋、发汗、退热、利尿、抗炎、止痛、促进吸收、促进机体新陈代谢等作用。科学的水浴方法对冠心病患者有良好的保健作用。

※ 足浴宜用热水

冠心病患者足部受凉会引起鼻咽部血管收缩,鼻腔内纤毛活动减缓而导致防病能力下降。冠心病患者用热水洗足,尤其在睡前用70℃热水泡足,可舒筋活络,活血化瘀,促进全身气血运行和新陈代谢。若在泡足的同时,再对足心穴位进行自我按摩,还有消除疲劳,有助睡眠,祛病强身之功效。还可通过对足部经络穴位的热敷,解除全身疲劳促进快速入睡。热水足浴对冠心病患者的便秘也有一定的辅助治疗作用。冠心病患者足浴与通常的洗足相似,但不完全相同。足浴开始时水不宜过多,浸过足趾即可,水温在40～50℃。浸泡一会儿后,再逐渐加水至踝关节以上,水温保持在60℃左右。同时两脚不停地活动或相互搓动,以促进水的流动。每次持续20～30分钟,以身上感到微热为佳。

※ 忌洗桑拿

冠心病患者忌洗桑拿。因为,一般的桑拿室通风不好,室内二氧化碳浓度比一般居室还要高2～5倍,过高的二氧化碳浓度对冠心病患者显然不利。其次,桑拿室内温度过高,人大量出汗,引起脱水,可使血液浓缩,易引起血栓形成;加之皮肤血管扩张,心跳加快,体力消耗过大,心肌耗氧量增加而供血却减少,很易诱发心肌缺血甚至心肌梗死。需要说明的是即使天气变冷,冠心病患者也不宜蒸桑拿。

※ 忌洗冷水浴

冷水浴俗称冷水澡,包括冷水淋浴、冷水擦身、冷水浸浴及冬泳等多种形式。冷水浴可以增强体质,提高抗寒能力,对推迟衰老、防治疾病十分有利,目前不仅许多中、青年人喜欢冷水浴,而且也吸引了许多老年人。然而,对于有冠心病的病人来说,不适当地进行冷水浴常可导致严重的不良后果。我们曾见过一些老年冠心病患者,第一次用冷水擦身就诱发了严重的心绞痛。还有的因天气炎热,出了大汗后,立即行冷水浴而诱发了急性心肌梗死。这是什么原因呢?热胀冷缩是多数人知道的通俗道理。人的冠状动脉也是如此,如遇到突然寒冷的刺激,常可引起血管收缩和痉挛,导致心肌缺血、缺氧而发生心绞痛和心肌梗死。因此,对于年高体弱者,尤其患有高血压病、冠心病、脑动脉硬化的老年人不宜洗冷水浴。

冠心病患者应采用温水沐浴，温水沐浴不仅可洁身除垢，而且可疏通气血，促进机体新陈代谢，防病却疾。一般沐浴30分钟左右为宜，水温取39～50℃。实践也证实温水沐浴对中老年人确实是很好的保健方法，有许多患有慢性疾病的中老年人就是由于经常用温水沐浴法，摆脱了疾病的困扰。

三、冠心病患者睡眠的宜忌

睡眠不仅是一种生理需要，而且是身体健康的保证。但冠心病患者的睡眠时间存在着明显个体差异，要以醒来全身舒适、疲劳消除、精力恢复为准，并根据季节进行有规律的调节：春夏迟睡早起，秋时早睡早起，冬日早睡迟起，每天睡眠都不少于8小时。除此以外还要注意以下几点宜忌。

※ 宜注意睡眠体位

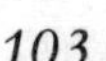

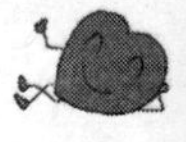

冠心病患者宜采用头高足低右侧卧位。采用右侧卧位睡眠时，全身肌肉松弛，呼吸通畅，心脏不受压迫，并能确保全身在睡眠状态下所需的氧气供给，有利于大脑得到充分休息，减少心绞痛的发生。睡眠时头高足低，减少回心血量，也可大大减轻心脏负荷，有利于心脏"休息"。冠心病患者若病情严重，已出现心力衰竭，则宜采用半卧位，以减轻呼吸困难，避免左侧卧位或俯卧位。

※ 宜午睡

午睡是自然睡眠周期的一部分，也是人类自我保护的一种方式。研究发现，人体除夜晚外，白天也需要睡眠。在上午9:00、中午13:00和下午17:00时，有3个睡眠高峰，尤其是中午13:00的高峰较明显。这样，人除了夜间睡眠外，在白天有1个以4小时为间隔的睡眠节律。但人白天的睡眠节律往往被繁忙的工作和紧张的情绪所掩盖，或被酒茶之类具有神经兴奋作用的饮料所消除，所以许多人白天并没有困乏之感。然而，一旦此类外界刺激减少，白天的睡眠节律就会显露出来，届时就会产生困乏感，到了中午很自然地就想睡觉。若外界的兴奋刺激完全消失，上、下午的两个睡眠节律也会自然地显露出来。这就是人们为什么要午睡的原因之一。但午睡的时间不宜长，真正入睡0.5～1小时足矣。也有研究资料证明在一些有午睡习惯的国家和地区，其冠心病的发病率比不午睡的国家低得多，这是因为午睡能使心血管系统得到休息，并使人体紧张度降低。

※ 宜注意睡醒时刻

清晨是冠心病患者心绞痛、心肌梗死的多发时刻，而最危险的时刻是刚醒来的一刹那。因此，冠心病患者早晨醒来的第一件事不是仓促穿衣，而是仰卧5～10分钟，先进行心前区和头部的按摩，做深呼吸，打哈欠，伸懒腰，活动四肢，然后慢慢坐起，再缓缓下床，慢慢穿衣。起床后及时喝一杯开水，以稀释因夜间失水而变稠的血液，使血液循环流畅，预防心脏病猝死。

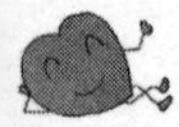

四、冠心病患者常用的药枕处方

药枕防治冠心病方法简便，不受医疗条件和设备的限制，只要在睡觉的时候枕在头下即可，既经济实惠，又可最大限度的节约药材，容易推广使用。药枕中虽然药量甚多，但使用起来少则数月，多则年余，平均起来每日用药量甚少。可以说此法既能治病，又能防老抗衰，对一些服药困难者，尤为适宜。药枕疗法属外治范畴，药物没有直接接触人体，而是通过药味的渗入，通过血管、神经和经络而对机体起作用，吸收量少，基本无毒性反映，安全可靠。冠心病患者常用药枕处方如下。

※ 芎菊保健枕

【配方】 川芎、菊花、红花各等份。

【制法】 诸药研粉，装入枕芯，制成保健枕。

【功效】 活血通脉搏，宽胸止痛。主治胸部憋闷，或刺痛不移，入夜尤甚，口唇青紫，肌肤甲错，或心悸不宁，舌质紫黯或有瘀斑，脉弦涩、沉涩者。

※ 化痰开痹枕

【配方】 明矾1 000克，全瓜蒌1 000克，枳实500克，薤白500克，姜半夏500克，旋覆花200克。

【制法】 先将明矾打碎，余药烘干，共研粗末，混匀，装入枕芯，制成保健枕。

【功效】 通阳开结，豁痰通络。主治胸部闷窒难忍或胸部闷痛，心烦不宁，气短喘促，头目昏眩，身休困重、形体肥胖，舌淡体大，苔厚浊腻，脉弦滑者。

※ **强真保元枕**

【配方】 巴戟天1 000克，附子500克，炮姜500克，黄精500克，细辛200克，川椒200克，大茴香200克，肉桂200克。

【制法】 上药分别烘干，共研粗末，混匀，装入枕芯。

【功效】 通阳散寒，宣痹止痛。主治胸痛彻背，遇寒尤甚，手足欠温，胸闷气短，心慌不宁，甚则喘促，冷汗自出，面色苍白或青紫，舌淡苔白滑，脉沉迟者。

【禁忌】 阴虚火旺症忌之。

※ **黑豆磁石枕**

【配方】 黑豆1 000克，磁石1 000克。

【制法】 上药分别打碎，混匀，装入枕芯。

【功效】 滋阴安肾，交通心肾。主治胸闷隐痛，烦劳即发，心烦扰，自汗盗汗，腰酸耳鸣，头晕口干，舌红少苔，脉细数者。

五、冠心病患者使用药枕宜忌

冠心病患者所使用的药枕制作除特殊要求外，一般需要选用透气性能良好的棉布或纱布做枕芯，不用尼龙、化纤类布料。药物一般不可潮湿，否则失效。药枕使用时最好用塑料包封，防止有效成分散发，并置于阴凉干燥处，防止霉变。一般使用2周后，当置于阳光下晾晒1小时，以保持药枕枕形及药物的干燥度。药枕在枕前一般要求病人松衣，饮1～2口温开水，防止芳香类药物耗伤阴津，并要求病人全身放松，息心宁神。药枕疗法起效缓慢而且持久，必须告枕者要耐心坚持。一般每天至少要枕6小时或以上,2～3周即可见效。冠心病患者使用时,如枕后出现不良反应,要及时予以处理。急危重患者使用药枕,只能作为辅助性治疗手段。主要依靠内服、静脉给药等疗法。药枕疗法用药应辨证论治,决不可一枕而终,当随证变枕,因人而异,即便是保健药枕亦当遵守此原则。药枕疗法,一般没有禁忌证,无毒副作用。药枕疗法调理人体生理平衡,见效较慢,一般需长年使用,所以应有耐心,坚持应用,才能获效。另外需要注意的是使用药枕过程中,冠心病加重或不改善者,应及时到医院诊治,不能因用药枕而延误病情。

六、冠心病患者生活方式宜忌

生活方式与冠心病的发生、发展及预后有着十分密切的关系。科学的生活方式对冠心病患者具有非常好的保健作用,同时能够提高其他疗法的治疗效果,所以,历代医学专家都非常重视冠心病患者的生活方式四时调摄。科学的生活方式大多简单易行,只要平时稍加留意,认真准确地去做,久而久之,一定会收到健身防病的效果,对冠心病患者尤其是如此。

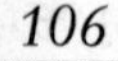

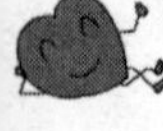

※ 宜起居有常

中医学认为,自然界春夏秋冬一年四季乃至一日之内,都存在阴阳盛衰的变化,人生活在自然界中无时无刻不受这种变化的影响,人的起居只有顺应四季乃至一日之内的自然变化,科学安排生活,践行规律的、良好的生活方式,才有利于身体的康健。在具体做法上,一年之内,春季应早睡晚起,夏季应晚卧早起,秋季应早睡早起,冬季应早卧晚起,以应长寿之道。一天之内,起居亦应顺应自然的变化,中医学认为人体阳气以中午为最盛,到傍晚阳气已衰。具体做法为:早晨按时起床,不起得过早,也不起得过晚。一般来说运动不要放在晚上。冠心病患者要想健康长寿,最好的办法就是起居有一定的规律。

※ 忌肌肤受寒

严寒季节,冠心病患者不要忽视手部、头部、面部的保暖。因为,这些部位受寒,可引起末梢血管收缩,加快心脏搏动或冠状动脉痉挛。此外，寒冷还可使去甲肾上腺素分泌增多，血压升高。所以，冠心病患者冬季外出活动时，宜戴口罩、手套和帽子；早上刷牙、洗脸宜用温水；洗衣、洗菜时，不要将手长时间泡在凉水里。冠心病患者尤其是在严寒的冬天，应该采取相应的自我保暖措施。

※ 宜经常通风吸入氧气

冠心病患者如果长期供氧气不足，会加重动脉硬化的程度。所以，冠心病患者要经常对居室环境通风换气，当胸闷或心前区有不适感时，立刻缓慢地深吸几口气（即深呼吸）。定期保健吸氧气或病发时吸氧气可预防或缓解心绞痛、心肌梗死的发生，为治疗争取时间。吸氧气还可预防猝死型冠心病的发生。猝死型冠心病因发病突然而使人防不胜防，其发病前往往有持续的胸闷、气急、情绪异常或心律失常，若在此时在必要的给药的同时，能辅以氧气治疗可以起事半功倍的疗效。吸氧气对健康人士可起保健作用：由于大气污染日益严重、空调的普遍使用，定期吸氧气可清洁您的呼吸系统，改善内脏功能，提高人体综合免疫力，以预防各种疾病。但应指出，吸入氧气有二重性。当已经呼吸衰竭时，再吸大量的氧气可减弱对呼吸中枢的刺激而加重呼吸困难，吸入高压氧气时，可导致氧气中毒，产生大量的氧自由基而严重损伤组织器官，尤其是心、脑。长期吸入氧气可致肺纤维化。

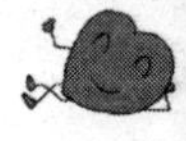

※ 应劳逸适度

大多数的冠心病患者都有不知疲倦工作的历史。该类人员大多具有强烈的事业心，做事快捷，拼命抢时间，急躁易怒，缺乏耐心，不知疲倦。而这部分人患了冠心病后有的却还不能从此种工作状态中解脱出来。相反，另一种倾向是有的人患了冠心病后，便过分强调休息，忽略适当运动。这两种极端都不利于冠心病患者的健康和病情的改善。

冠心病患者正确的做法是积极调整自己的工作负荷，减轻压力，重视劳逸结合，同时多参加一些轻松愉快的文体活动，以便调节大脑功能，舒畅胸怀；最低限度也要从事简单家务劳动，使精神有所寄托，心理不至于过度失落。应该避免过于激烈和竞争性强的运动，以做到劳逸适度为宜。专家们建议，一般冠心病患者正常良好的作息状态是每周工作不超过40个小时。那些工作压力大的人应更注意休息和放松。

小贴士

气候变冷、温度下降之所以诱发急性冠心病事件是因其导致冠心病患者交感神经兴奋，释放儿茶酚胺类物质从而引起患者血管收缩、血压升高及心率加快，导致患者心肌耗氧量增加诱发心肌供氧量与耗氧量的矛盾，从而引起冠心病的急性事件，即不稳定型心绞痛和急性心肌梗死。

※ 应注意季节交替、气候变化

经过大量的调查发现，气候变化、季节的交替可诱发冠心病患者发生急性心肌梗死，特别在秋末冬初和早春，气候的突变易导致心脏血管痉挛，造成心肌缺血。所以，在这两季节中，冠心病患者尤其要防备病情发生突变。那么为什么冠心病容易在季节交替时高发呢？

主要是因为心血管功能对气温变化很敏感，每年季节交替时，气温、气压处于较大的波动状态，突然的过热过冷刺激，冠心病患者的冠状动脉在原有狭窄的基础上容易发生收缩痉挛，出现急性心肌缺血，诱发心绞痛，甚至心肌梗死。

※ 忌大便秘结

冠心病的发作与排便用力有关。冠心病患者一旦发生便秘，不可屏气用力，以免腹内压增高导致回心血流量增加而加大心脏负荷，诱发心绞痛或心肌梗死。要防止便秘，就要养成定时排便的习惯。很多患者有大便时看书阅报、思考问题等习惯，这就影响了排便意识，久而久之就会发展为习惯性便秘，应改掉这种不良的习惯。同时，在饮食中应多吃含膳食纤维的食物，促进胃肠的蠕动。一旦发生便秘，就要针对性采取按摩，服缓泻药以及使用开塞露等治疗措施，及时地纠正便秘的问题。

七、冠心病患者心理保健宜忌

心理因素影响到人们的健康和疾病的发生，早为人们所知。事实上中医古籍中提到“七情”(喜、怒、忧、思、悲、恐、惊),是七种正常的情绪反应,如突然的、剧烈的或长期的精神刺激,情绪反应过度强烈或持久,则七情过度,而首当其冲的就是影响心脏功能,以致气血紊乱而致病。由此可见,不良心理因素对冠心病患者的危害不亚于不良饮食等物质因素。冠心病就是一种心身疾病。

医学研究发现,无论什么人如果被确诊为冠心病,无论有无症状,病变轻重,都会产生不同程度的心理负担。据对多名冠心病患者的调查显示,他们中间精神紧张、情绪抑郁、脾气变坏、缺乏信心者比普通人高3倍。专家认为,这种心理反应不利于稳定病情,可增加冠心病急性发作的危险性。因此,冠心病患者应该注意心理健康,清除不良的心理反应,在生活中主要有以下几点宜忌。

※ 忌过度大笑

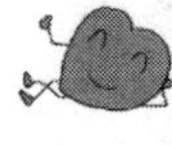

“笑一笑十年少”。没有笑,人们就容易患病,并且容易患重病。因为一次普通的笑能使人体的胸、腹、心肺乃至肝脏得到有益的运动。笑可以促使人脑分泌有益于人体的物质,激动使人感到愉悦的神经网络活动,能够加强血管正常地伸缩而有益于心血管活动,可促使肺组织扩张,增强肺的活动,减轻压力,使血压平稳。因此笑的好处的确不少。但是大笑、狂笑则不利于健康,尤其对冠心病的患者。因为,大笑可加速血液循环,使脉搏加快,呼吸次数增加,血压升高,心脏耗氧量增加,使冠心病患者易诱发心绞痛,甚至可出现心肌梗死。对某些有脑血管疾病的患者,还可突然发生脑栓塞、脑出血,甚至出现“猝死”。在现代各种激烈比赛运动场上,或在激动人心的电视屏幕前,由于过度兴奋大笑不止而致命的屡有所闻。因此,笑要笑到适度,尤其是对患有冠心病的老年人,主张常笑但不可大笑。

※ 忌乐极生悲

狂喜可以产生不良后果。人的情绪无非有两种。一是愉快情绪;二是不愉快情绪。无论是愉快情绪还是不愉快情绪,都要把握好它的“度”。否则,“愉快”过度了,即要乐极生悲。国内某医院有一个急性心肌梗死的患者,经过住院治疗,病情已经大有好转。出院的那一天,她突然得知其子已考上某名牌大学的消息,没想到因兴奋过度而倒在地上死了。这说明,暴喜、大喜、狂喜不利于健康。这种因过度兴奋造成的猝死和精神失常时常发生在中老年人中间。

人过中年,全身的动脉均会发生程度不同的硬化,营养心肌的冠状动脉当然不会例外。如若心脏剧烈地跳动,必然增加能耗,心肌将会发生相对的供血不足,从而出现心绞痛甚至心肌梗死或心跳骤停。这是“乐极生悲”的一个原因。此外,“乐极生悲”还可致血压骤然升高,健康的人尚可代偿,若已患高血压病,过度兴奋就会导致“高血压危象”,表现为突然感到头晕目眩,恶心呕吐,视物模糊,烦躁不安。“高血压危象”尽管可能持续几个小时,却可由此引起脑血管破裂发生猝死。

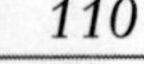

临床医生忠告:冠心病患者任何情绪的过分激动都是不可取的,遇事应采取“冷处理”的方法,无论对于任何喜事与悲事、兴奋与气愤、顺境与逆境、快乐与痛苦等,都应一视同仁,要善于自我调节情感,保持稳定的心理状态,生活中的高兴与悲哀一定注意不要超过正常的生理限度。

※ 忌气急暴怒

暴怒或怒气太盛,是由于某种目的和愿望不能达到,逐渐加深紧张状态而发生的。可表现为暴跳如雷,拍桌大骂,拳打脚踢,伤杀人畜,毁坏器物。轻者会肝气郁滞,食欲减退;重者便会出现面色苍白,四肢发抖,甚至昏厥死亡。暴怒对于中老年人的危害非常之大。当然,若是轻度的发怒,不会对中老年人的身心健康造成大的影响,况且还有利于压抑情绪的发泄,有益于健康,这就是说什么事情都有个度的问题。大怒是中老年人很常见的现象。中老年人首先应遇事冷静,因为大怒常常是不能冷静思考的结果。因为,只有冷静,才能积极思考,想出对策,圆满解决问题,大怒于事无益,只能招来灾祸,尤其是对于患有高血压病、心血管疾病的患者。

※ 忌紧张恐惧

随着年龄增长,患冠心病概率增加,应该说是一种自然规律。尽管冠心病有发生剧烈心绞痛、心肌梗死的危险，但事实上，冠心病患者中发生剧烈心绞痛和心肌梗死者只是一定的比例，也就是说，绝大多数冠心病患者属于稳定型。退一步说，即使发生了心绞痛或心肌梗死，由于医疗技术的显著进步，临床治愈率大大增加。倘若过度紧张，整日忧心忡忡，反而对预防急性发作产生负面影响。

※ **忌意外受惊**

惊是指突然遇到意外、非常事变，心理上骤然紧张。如耳闻巨响，目睹怪物，夜做噩梦等都会受惊吓。受惊后可表现为颜面失色，神飞魂荡，目瞪口呆，冷汗渗出，肢体运动失灵，或手中持物失落，重则惊叫，神昏僵仆，二便失禁。中医早就有"惊则气乱"之说，几乎每个中老年人都有这样的体验，惊慌时会感到心脏怦怦乱跳，这是由于情绪引起交感神经系统处于兴奋状态的缘故。中老年人突然受惊，血压升高，也是最常见的表现。临床中有这样一则案例，有一老年男子，既往有冠心病、高血压病病史，有一日，在家中看书，忽然从身后跳出一只猫来，使他大吃一惊，心脏病发作而突然晕倒，家人赶快将其送往医院，后经抢救，不治而亡。这样类同的事例，造成中老年人猝死的病例很多。所以，中老年人在生活中，在别人不注意时，不宜与人开玩笑，进行突然惊吓，否则有可能造成意想不到的后果。中医学早就有"惊则气乱"的说法。现代科学研究也证明，受惊吓可使人的血压升高，有人特制了一张靠背椅，一按电钮，椅背便立刻向后倾。让受试者紧靠椅背而坐，并测量血压；随后突然按动电钮，椅背立刻倒下，这人突然受惊吓，血压便骤然上升。科学试验表明，由惊恐所致血压升高，大多表现为收缩压升高，其机制是心脏搏出的血量增加。由此可导致不良的后果。

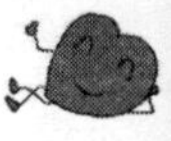

※ **忌精神紧张**

精神过度紧张易患冠心病，出现这种现象的原因就好像大家都在100米短跑的起跑线准备，但是还没有发令，如果这时有人抢跑，那么不仅抢跑的人，就连其他的运动员都会出现血压、心率的变化。只是在比赛结束后大家的心态放松下来，紧张的状态不会持续很久，所以对身体没什么影响。可是在生活中，由于工作等问题造成的心理紧张状态可能一直要持续相当长一段时间，心率会加快，从正常的每分钟 60 多次变成 90 甚至 100 多次，血压也随之上升，这种持续的紧张状态可先出现功能性代偿，但是时间如果过长，就会出现结构性代偿了，心肌增厚，肌纤维的数量增加，粗细也开始变化，这些都是结构性代偿的征象。从而导致心功能的变化。

※ 忌精神抑郁

精神抑郁同样是冠心病患者的不良心理因素之一，也就是说冠心病和抑郁情绪有关，忧伤的情绪不能表达而出现的抑郁会直接影响身体健康。有资料说，西方发达国家冠心病患者有 40％伴有抑郁症状，抑郁使患者对治疗的依从性明显下降，影响康复过程，并使冠心病的死亡率明显增加。

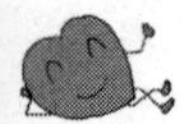

八、冠心病患者文化娱乐项目的选择

文化娱乐疗法是从心理调养角度以文体活动来治疗疾病的一种方法。在2 000多年前的《黄帝内经》中就有五音治病的记载。对于冠心病的患者，可根据其爱好与身体状况选择娱乐活动项目，如唱歌、跳舞、下棋、打牌、听音乐、写诗、绘画、弹琴等。通过这些文化娱乐活动，增进人际关系，增加生活情趣，陶冶性情，消除紧张忧虑状态，而改善冠心病的症状，减轻病情。

※ 垂　钓

从运动医学、运动心理等机制分析，垂钓对冠心病患者恢复有许多好处。一是垂钓能使人神经松弛：垂钓是一种行之有效的自我精神疗法。当一条活蹦乱跳的鱼儿被钓上来后，会使人欣喜万分，心中的快乐难以言表。鱼儿进篓，又装饵抛钩，寄托新的希望。因此，每提一次竿，无论得鱼与否，都是一次快乐的享受。此种乐趣冲淡了人们精神上的忧虑，患者处于这种精神状态中，必然有利于疾病的医治和病情的好转。二是垂钓能使人放松心身：垂钓者从充满尘烟、噪声的城市来到环境幽静的郊外，与青山绿水、花草虫蝶为伴，与鸟语、青蛙、虫唱、流琴、鱼闹、林喧为伍，就有心情轻爽，脑清目明，心旷神怡之感。而垂钓时全神贯注，直视鱼漂，又能诱使垂钓者迅速进入“放松入静、恬淡虚无、安闲清静”的状态，可以松弛心身，陶冶性情，延缓衰老。对于长期从事脑力劳动，患有神经衰弱、年老体弱的人来说，可谓“益莫大焉”。三是垂钓具有运动的性质：从垂钓姿势上说，时而站立，时而坐蹲，时而走动，时而又振臂投竿，这就是静中有动，动中有静。静时可以存养元气，松弛肌肉，聚积精力。动时可以舒筋活血，按摩内脏。如此动静结合，刚柔相济，就使人体内脏、筋骨及肢体都得到了运动，增强了体质。

※音　乐

在科技发展的今天，人们对音乐功能的认识已经大大扩展了。人们通常以为音乐只是精神范畴里的东西，主要发挥情感方面的作用。其实，音乐刺激的内在机制还有物质性的，具有心理和生理的共同作用。优美动听的音乐，不仅能使人得到艺术上的享受，而且还能增进身体健康和延年益寿。当悠扬悦耳的音乐声通过听觉器官传入大脑以后，可以转化成生物能，对神经系统是一种良好的刺激，不仅能使大脑的指挥功能增强，而且也能使心血管系统、呼吸系统、消化系统、内分泌系统、运动系统的功能得到改善，具有良好的保健作用。因此，心理学家认为冠心病患者宜用音乐疗法。有些心理学家推荐一些名曲，认为它们对于冠心病患者调养有一定作用，并且有一些辅助治疗疾病的作用。有人认为，对于高血压病、冠心病和经常心慌的病人，下列乐曲具有镇静、舒心的作用：《平沙落雁》《春江花月夜》《雨打芭蕉》《姑苏行》《江南好》以及小提琴协奏曲《梁祝》中的《楼台会》《化蝶》等。

※书　法

书法疗法的降压作用主要与书法疗法可以调节情绪、疏肝理气有密切关系。冠心病患者进行书法练习没有严格的禁忌证，只须注意每次练习书法时间不宜过长，以30～60分钟为宜，不宜操之过急。练习书法时要注意自己的心情，若情绪不良时不必勉强，劳累之时或病后体虚，不必强打精神，本已气虚，再耗气伤身，会加重身体负担。饭后也不宜立即写字，饭后伏案会使食物壅滞胃肠，不利于食物的消化吸收。

※ 弈　棋

弈棋是一项比较好的健身活动。面对瞬息万变的棋局，弈者凝思运神，可以调节情绪，陶冶性情。老年人，功能渐衰，精力渐渐不支，诸如心、脑血管疾病。神经衰弱等疾病也往往接踵而来。如能开展各种棋类活动，把下象棋、围棋、军棋等作为娱乐和积极的休息，能使老年人摆脱日常纠葛纷扰，对健康十分有益。

从医学观点来看，弈棋者通过控制自己的心理活动，可以调节呼吸快慢、心跳节律，从而改善微循环功能。这样，再辅以科学的调养和适当的药物治疗，既可延缓衰老，又可使病情得到控制和好转。棋枰上的纵横驰骋，更赋人以信心、勇气和生命的活力。古人曾把棋艺称为“仙机”，虽然略带有唯心色彩，也足见弈棋有益于健康。

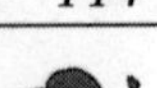
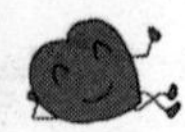

九、冠心病患者娱乐的宜忌

冠心病患者娱乐疗法应本着自愿参加的原则，若迫使病人参加其不感兴趣甚至厌恶的娱乐活动，则会适得其反；应因人而宜，心理医生在组织病人参加娱乐活动时，要考虑到病人的不同经历、性格特点、爱好和病因，给病人选择较合适的娱乐方式。内容应健康，活泼，积极向上，切不可搞一些内容低下的娱乐活动。另外，冠心病患者娱乐还应注意以下两点。

※ 娱乐忌时间过长

60 多岁的刘老汉上午来到附近的一家棋牌娱乐室打麻将，连续 6 个小时，牌友见他不出牌，便催他，却发现他一声不吭，表情痛苦。后在救护车来到之前，刘老汉已经断气。据刘老汉的儿子介绍，其父患有冠心病，去年也是通宿玩麻将突然发病休克，经医院抢救才脱险。实际上这样的事例在生活中非常多见。

医生指出：冠心病患者的娱乐性休闲活动时间不宜过长，因为，坐着打麻将或下棋时身体仍处在静止状态，而精神处于紧张状态。呼吸表浅(不是深大呼吸)体内吸入的氧气就少。冠状动脉得不到足够的血液供给和氧气，就会发生血管痉挛，表现为心肌缺血症状如心前区闷痛感。同时冠心病患者因用脑较多，血液相对地集中到脑组织内，而冠状动脉血流量和心肌的氧气供应就会相应地减少。这也是冠心病发作的又一个原因。此外，冠心病患者的精神长时间处于高度集中加上过分思虑中，会造成大脑的神经也高度紧张，而支配冠状动脉的神经过度紧张时就能使冠状动脉痉挛变细，其最严重的后果就是引起心肌缺血缺氧坏死而导致心脏停搏。因此，不论是什么“娱乐性活动”包括看电影、听音乐会对冠心病患者来说都不宜时间过长，因为玩时出现的疲劳和干活时出现的疲劳一样对心脏都是负担。

※ 娱乐宜选择环境

现在，卡拉 OK 等已是我们普遍的娱乐活动，特别是节日期间，有许多人通宵或长时间地唱卡拉 OK、跳舞。有的人就会由此出现头晕、头痛、眼花、记忆力减退、肢体麻木等症状。说明不良的娱乐环境娱乐会使人体免疫功能下降，机体内环境平衡失调；经常处在烟雾缭绕、空气污染的娱乐场所，还容易引起呼吸系统的疾病，平时有高血压病、冠心病、动脉硬化等疾病的患者，在这样的环境中玩乐易引发心绞痛、心肌梗死，甚至发生猝死。另外，冠心病患者也怕惊吓、刺激，当面对景点惊险刺激的娱乐设施时，千万要慎重而行，切莫跟自己较真，去做危险性的尝试。

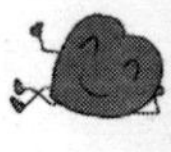

※ 爬山忌过急

爬山要一步一步往上爬，要一个阶梯一个阶梯移步，爬上去后，还要一步一步走下来，确实很艰苦。可是，当你爬到山顶，当你征服一座山峰又一座山峰时，你会感受到无比的兴奋、快乐和满足。但爬山也有禁忌证。我曾在爬山时遇到过一位 50 多岁的女同志，爬了不到 10 分钟突然倒下，再也没有起来。当时，就有人咨询，老年人患有慢性病选择爬山进行锻炼到底好不好？对于冠心病患者来说，不论选择什么样的锻炼方式，首先要有锻炼的基础。没有基础的人要循序渐进，不能以前从来不锻炼，现在退休了，有时间了，就开始盲目地锻炼。特别是爬山，属于一种耗氧量很大的运动，一定要有个适应的过程。冠心病患者在爬山的过程中要注意自我的感觉，如果觉得胸闷，不舒服，或是运动后夜间失眠等，就说明运动过度了，应该暂停爬山。而患有较为严重的高血压病、冠心病，特别是慢性冠状动脉供血不足的人是不适宜爬山的。

※ 忌看电视惊险节目

曾有一组资料显示，老年人在观看生活娱乐镜头时，心电图无异常改变，而在观看电视惊险镜头时则心率加快，76%诱发心电图异常改变，冠心病患者则更容易发生心电图异常。故冠心病病人在看电视时应有所选择，可看一些内容轻松愉快的节目，不要看惊险恐惧的片子和竞争激烈的体育节目。尤其是病情尚不稳定，近期有胸闷、胸痛等症状，心电图有心律失常、ST-T 段改变者，更不宜看惊险、紧张、恐怖性的电视节目，以免因精神紧张、情绪激动而加重病情，诱发心绞痛或心肌梗死，发生电视机前的意外。

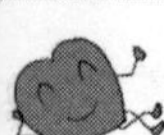

冠心病病人在看电视除应对电视节目有所选择外，还要注意不要把电视的音量开得太大，看电视的时间不宜过久，持续时间最好不要超过2个小时。无论看什么节目，都不要过于“投入”而“目不转睛”，要采取欣赏和消遣的态度，使身心始终处于放松状态。每看0.5个小时，要活动一下身体，闭目养神一会儿。

十、冠心病患者外出旅游宜忌

随着人们生活水平的不断提高，休闲旅游已成为当前生活中不缺少的一项有意义的活动。旅游是一项很好的健康活动，同时也是一种运动，会带来体力的消耗，因此，要求每个将要旅游的冠心病患者须注意以下几个问题。

一是旅游应该选在春末、夏初或秋季，这时气候宜人，不会因寒冷或酷暑诱发冠心病发作或招致身体的不适。二是旅游前，必须准备好或事先服用麝香保心丸等一类维护心脏功能的药，这些药对冠心病有预防和治疗作用。三是旅游地点，应选择在环境优美、空气新鲜、人员较少的地方，避开人员拥挤的城市。四是旅游期间应注意个人保护，如遇到刮风、炎热、湿度过大或阴雨等情况应及时自我调整。五是旅游要劳逸结合，旅游宜短不宜长。每日活动时间不超过6个小时为宜。六是旅游要有人陪护，如遇意外便于及时提供可靠的病史资料。七是旅游停歇点应选择在条件较好的旅馆，使人有一个舒适的休息环境，保证能充分休息。八是旅游要注意心理调节，缓解紧张情绪，以防情绪因素招致冠心病发作。九是旅游不宜参加爬山、登高、划船、游泳等剧烈活动。需要指出的是心绞痛频繁发作者、心肌梗死后3个月以内者、心功能不全者，均暂不能参加旅游。

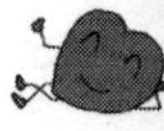

第五章 就医需指导——用药关键在科学

一、冠心病患者应采用的治疗原则

冠心病的治疗原则是：急则治标为主，缓则标本兼治。也就是说，冠心病患者在心绞痛或心肌梗死发作期间，治疗上以治标为主，尽快缓解或消除病人的危急状态。而在平时不犯病或病情不重的情况下，治疗上以标本兼治，治本为主，纠正患者脏腑阴阳的偏盛偏衰，以达到强壮身体，减少冠心病发作次数或减轻发作程度的目的。然而它不是单一的，分割的，而是互相关联的，互相兼顾的。两者之间应据病情而有所侧重，宜辨证施治，因人而宜。对于冠心病的治疗既要着眼局部，又要调整整体。从中医角度，着眼局部，就是改善营养心脏的正经及支系脉络瘀滞之病变。也就是说，改善了冠状动脉瘀阻状态，从而变“不通则痛”为“通则不痛”。调整整体，就是要调节纠正脏腑经脉、气血功能与阴阳的偏盛偏衰，使之不再产生瘀浊和湿浊，以控制本病的发展，消除生病的根源。

二、冠心病患者应采用的检查方法

诊断冠心病的主要依据为反映急性或慢性心肌缺血的各种临床症状或实验室检查所见，而以与动脉粥样硬化发病有关的年龄、高血压、血脂增高等因素作为辅助依据。心电图仍为临床检查心肌缺血的主要方法。其他检查冠心病的方法还有超声心动图、心功能图、动态心电图、核素心肌显像等。由于冠状动脉造影术属创伤性检查，且带有一定危险性，尽管它是一种很有价值的诊断手段，目前尚不能作为一般冠心病的早期临床诊断方法而广泛应用。

※ 心电图检查

定期心电图检查是发现冠心病的好方法之一。如果要早期发现冠心病，除了通过症状提醒自己去医院检查以外，最好的办法就是定期检查身体和心电图测试，每年至少4～6次，尤其是有以下情况的人宜常检查：有冠心病家族史者；每天食盐量超过10克以上者；超过标准体重20%者；有吸烟史，每天吸20支以上，超过1年者；经常饮高度白酒，每天100毫升以上者；经常接触噪声、镉等有害因素者；连续口服避孕药物1年以上者；平时高脂血症、高胆固醇患者；特别是有高血压家族遗传史者。

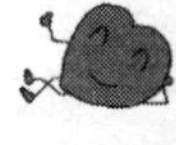

心电图机使用方便，易于普及，当患者病情变化时便可及时捕捉其变化情况，并能连续动态观察和进行各种负荷试验，以提高其诊断敏感性。无论是心肌缺血或心肌梗死，一般会有其典型的心电图变化。若需要进一步的检查，医生会安排做一项运动试验以测出在踩固定脚踏车或踩运动平板机时的心电活动情况。

※ 冠状动脉造影

冠状动脉造影是目前冠心病诊断的“金标准”，对冠心病诊断的准确率极高，可达95%～98%。可以明确冠状动脉有无狭窄，狭窄的部位、程度、范围等，并可据此指导进一步治疗所应采取的措施。一些诊断不明确的所谓“冠心病”人最终都须由冠状动脉造影来肯定或否定诊断。但冠状动脉造影也有一定的局限性，它不能显示冠状动脉直径在0.6毫米以下的小冠状动脉病变，少数小冠状动脉病变所致的微血管病变性心绞痛病人，尽管有典型劳力性心绞痛症状，但冠状动脉造影可以“正常”。

※ 核素心肌显像

核素心肌显像可以显示心脏缺血区，明确缺血的部位和范围。结合运动试验再显像,则可提高检出率。可能有人会问核素心肌显像相对其他检查到底好在哪?研究证明,核素心肌显像在冠心病预后判断及危险度分层方面的价值明显优越于心电图运动试验,也优于冠状动脉造影。而对冠心病进行准确的预后判断及危险度分层是现代冠心病诊断与处理的关键。根据核素心肌显像可将疑似或确诊的冠心病患者准确地区分为低危、中危和高危患者。可以说核素心肌显像是此病现有诊断"金标准"的得力助手。

※ 心脏超声检查

心脏超声可以对心脏形态、房室壁运动、血流动力学以及左心房左心室功能进行检查,是目前最常用的检查手段之一。血管内超声可以明确冠状动脉内的管壁形态及狭窄程度,是一项很有前景的新技术。心脏超声的原理主要是利用雷达扫描技术和声波反射的性能,在荧光屏上显示超声波通过心脏各层结构时的反射,借以实时地直观地观察心脏与大血管的结构形态与搏动情况,了解房室大小,房室壁厚度,心脏收缩、舒张情况,瓣膜关闭、开放的活动情况。心脏超声对某些心脏病如各种先天性心脏病、风湿性心脏病、心肌病等有较高的诊断准确性。

※ 心肌酶学检查

心肌酶学检查是急性心肌梗死的诊断和鉴别诊断的重要手段之一。医生在临床上常根据血清酶浓度的序列变化和特异性同工酶的升高等肯定性酶学改变,便可明确诊断为急性心肌梗死。

如上所述,由于每种检查的意义不同,所以不能说这种检查能代替那种检查,亦不能说做了某种检查就不须做那种检查。各种检查方法各有其独特之处,都不能互相替代,而只能互相补充。

三、冠心病患者拔牙应有保护

经常有医生告诫冠心病患者拔牙须谨慎,但情况到底如何呢?一般说来患有心脏病的老年人,只要没有心力衰竭及严重的心律失常,都可以拔除坏牙。但是拔牙时,必须做好以下的保护工作。

1. 有冠心病心绞痛的患者，应先由内科治疗，病情稳定后再拔牙。拔牙前可服长效硝酸甘油片，同时身边要备有抗心绞痛的药物。必要时，口腔科医生和心脏科医生密切合作，并在心电监护下进行拔牙术。

2. 拔牙时麻醉药最好选择利多卡因，尽量不要加入肾上腺素，以免出现心动过速而诱发心律失常或心力衰竭。

3. 麻醉要安全、有效，操作要熟练，动作要轻巧，尽量减少疼痛刺激、出血和损伤，以免引起患者精神紧张和血压的波动，从而增加心脏的负担。

4. 冠心病患者尤以老年人如无特殊情况，应分期分批拔除坏牙。拔牙前后，应予抗感染预防处理。因为，老年心脏病患者，抵抗力较正常人明显降低，拔牙形成的创面易发生感染。如无特殊情况，可口服抗生素。

四、冠心病常用的西药

1. 硝酸酯制剂　主要包括硝酸甘油、异山梨酯、5-单硝酸山梨醇酸、戊四硝酯制剂。

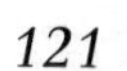

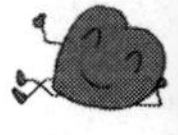

2. 肾上腺素能β受体阻滞药　常用的制剂有普萘洛尔、氧烯洛尔、阿普洛尔、吲哚洛尔、美托洛尔、阿替洛尔、醋丁洛尔、纳多洛尔。

3. 钙通道阻滞药　常用制剂有维拉帕米、硝苯地平、地尔硫䓬、尼卡地平、氨氯地平。

4. 冠状动脉扩张药　如双嘧达莫、吗多明、胺碘酮、乙氧黄酮、卡波罗孟、奥昔非君、加匹可明。此外嘌呤制剂(如氨茶碱或二羟丙基茶碱)、腺苷类(如三磷腺苷、环磷酸腺苷和双丁酰环磷酸腺苷)等药物也常被用作扩张冠状动脉。

5. 抗血小板药物　如阿司匹林、双嘧达莫、磺吡酮、噻氯匹定、芬氟咪唑。

6. 调整血脂药物　如非诺贝特、益多脂、吉非贝剂、苯扎贝特、氯贝丁酯、烟酸、普伐他汀、辛伐他汀、弹性酶、普罗布可、降胆葡胺及其亚油酸、亚油酸乙酯等。

7. 溶血栓药物　如华法林、肝素、尿激酶、链激酶等。

五、冠心病患者服药时间宜忌

一项关于心血管病发病的时间性研究揭示，心肌梗死等猝发性心脏病的发作，在一天中有两个高峰：起床后1～2小时和此后的10～12小时，尤以第一个高峰更为明显。以往人们发现高血压也有这种双高峰规律，即早晨7～9点和下午3～5点时血压升高，以致脑卒中在这两个时间段也呈高发现象。这个规律对于冠心病的治疗和用药有重要指导意义。专家们指出，要是能在高峰到来之前用药，无疑能减少猝发心脑血管病的危险。专家们提出了一种生物节律健康法，认为早起早睡，生活规律，能有效地降低这种危险因素。与此同时，还可配合药物治疗。通常服用的治疗心血管病的药物，在服后24小时左右才能达到有效治疗浓度。因此，每天1次的药物应在早晨6点服用，每天2次的应在早晨6点和下午3点服用，每天3次的应在早晨6点、中午12点、下午5点服用。这样就有可能抑制双高峰的出现，减少猝发心脏病和脑卒中的危险。

六、冠心病急救药物使用宜忌

冠心病急救药盒以及自己常附带的药物是根据冠心病容易发生的心绞痛、心律失常等证候而专门配制的。它可应急取用，迅速奏效，为冠心病患者自我保健的一项重要措施。那么，它有哪些药品？该怎样正确使用呢？

※ 硝酸甘油

硝酸甘油是一种已使用百年以上至今仍不失为治疗心绞痛的首选药物。它可直接松弛血管平滑肌，特别是小血管平滑肌，使周围血管扩张，外周阻力减少，回心血量减少，心排血量降低，从而使心脏负荷减轻，心肌耗氧量减少，同时，对较大的冠状动脉也有明显的舒张作用，增加心肌血液量。随之心绞痛很快得到缓解，而解除胸闷、胸痛等症。每逢发病，立即取0.5毫克1片放在舌下含化，初次应用，先含0.3毫克1片，以观察其敏感性和不良反应。由于舌下毛细血管十分丰富，吸收很快，一般2～5分钟即可见效，且能维持30分钟左右。用药时，须将身体紧靠在椅子上或沙发上，取半卧姿势。若病情未缓解，可再含服1片。对心绞痛发作频繁者，在大便前含服1片，可预防发作。

小贴士

硝酸甘油片可以说是冠心病患者的救命药，这种药价格便宜，服用方便。发病时及时含1片于舌下，2分钟内即可缓解症状。不过医生提醒，硝酸甘油片剂效价降低非常快，要注意保存方法。

硝酸甘油片的有效期为1年，可在临床实践中，不少医生发现，硝酸甘油片剂效价降低很快，甚至开封后“3个月基本就无效了”。硝酸甘油片的物理、化学性质不稳定，具有易挥发性，在与空气接触、温度升高、光照等条件下，易分解，使药效大大降低。有医学试验表明，不论是国产的还是进口的硝酸甘油片剂，当瓶封开启后，一直在空气中放置（25℃下），其有效期分别为4.60天和6.39天。看来，空气、光照、高温是硝酸甘油片的天敌。

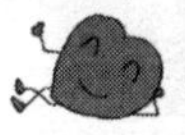

※ **硝苯地平**

硝苯地平商品名称心痛定。它能松弛血管平滑肌，扩张冠状动脉，增加冠状动脉血流量，显著改善心肌氧的供给；同时能扩张周围小动脉，降低外周血管阻力，使血压降低。故适用于防治冠心病心绞痛，特别是变异型心绞痛和冠状动脉痉挛所致的心绞痛。它对呼吸功能没有不良影响，也适用于患有呼吸道阻塞性疾病的心绞痛病人，还对伴有高血压的心绞痛，或顽固性充血性心力衰竭，均有良好的疗效。应用时，舌下含服10毫克1片，约10分钟生效，可维持6～7小时。用药后，可有头痛、眩晕、面红、口干、恶心、呕吐和舌根麻木、腿部痉挛等反应，但多数较轻，若继续含服，会自行消失。硝苯地平（心痛定）对低血压病人慎用，孕妇禁用。

七、亚硝酸异戊酯使用宜忌

亚硝酸异戊酯（亚硝戊酯），具有扩张冠状动脉及周围血管的作用，起效最快,但维持时间较短。当心绞痛急性发作或用硝酸甘油无效时,可将其小安瓿(每支 0.5 毫升)裹在自备手帕内拍破,置鼻孔处吸入。它的注意事项与硝酸甘油相似。

硝酸甘油主要用于心绞痛急性发作,若未见效,可重复应用,或改用亚硝酸异戊酯。硝苯地平(心痛定)可防治多种心绞痛,且维持时间较长。若心绞痛急性发作,伴有室性心律失常或心情烦躁,则将硝酸甘油与地西泮(安定)合用为佳,最不宜连续大量使用,以免中毒。需要注意的是急救药盒中的药物很不稳定,若暴露于空气中,会很快失效,故应贮放在棕色瓶内,让病人随身携带,以备急用,用毕旋紧瓶盖,严格按有效期及时更换,若病人感到药物愈用愈不灵了,说明机体对药物已产生耐药性,可改用其他抗心绞痛药物,如异山梨酯(消心痛)、普尼拉明(心可定)或冠心苏合丸、救心丹、益心丸等,也可交替使用。

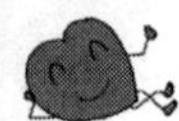

八、服用硝酸甘油为什么也会引发心绞痛

硝酸甘油是治疗心绞痛的特效药、常用药,但使用不当非但不能制止心绞痛发作,还会引发心绞痛。硝酸甘油主要是通过扩张全身小动脉、小静脉,使外周阻力和血压下降,从而减轻心脏前后负荷、降低心肌耗氧量而发挥抗心绞痛效应的。但是,硝酸甘油如果使用不当,就会引起相反的效果,对此,我们应有足够的警惕。

首先,用量过大时可使血压及冠状动脉灌注压过度降低,引发交感神经兴奋、心率加快、心肌收缩力增强,增加心肌的耗氧量,诱发或加剧心绞痛发作。

硝酸甘油与普萘洛尔(心得安)的合用。由于两药通过不同作用方式降低心肌耗氧量,因此获得协同效应。同时可取长补短,如普萘洛尔可以消除硝酸甘油引起的反射性心率加速作用,硝酸甘油则能缩小普萘洛尔所增加的心室容积。通常以普萘洛尔(10～40 毫克/次)与异山梨酯(消心痛,5 毫克/次)合用,一日 3 次。前者饭前服,后者饭后舌下含服或口服,这样起效时间配合较好。但合用时也要注意剂量不能过大,否则血压下降，使冠状动脉血流量显著减少，对心绞痛患者是不利的。

其次，长期或大量使用硝酸甘油后骤然减量或停药可引起血流动力学的“反跳”现象，诱发心肌缺血而致心绞痛、急性心肌梗死和猝死。发生的原因可能是血管平滑肌对硝酸甘油产生了耐药性，使其不能有效扩张血管和解除痉挛，而冠状动脉持续狭窄或痉挛又可加重心绞痛。

九、冠心病猝死是可以预知的

猝死可以随时随地发生，由于猝死的特点是迅速发生死亡，而且，多数病者在发生猝死之前缺少明显的征兆，大多数病人在猝死之前处于正常的学习工作和生活状态，甚至在安静的睡眠之中，因此给预防带来实际困难。但是，也有相当一部分病人在猝死发生之前，并非毫无预兆。只要对病的任何一个主观感觉加以重视和观察，并不是没有任何蛛丝马迹的。

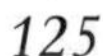
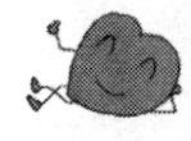

心源性猝死一般在发病前，会感到短暂的心绞痛，或是觉得咽部哽咽、咽东西费劲，还有的人会伴有出汗，出现 3～5 分钟的胸闷。最常见的预兆就是浑身无力、头晕、胸闷。然而，当这些情况出现在中、青年人身上的时候，如果他们不知道自己本身有心血管疾病，通常是意识不到的。大多数年轻人都认为自己体力好，即使身体过度透支也并不在意，偶尔身体不适只当是累的、歇歇就没事了，殊不知这也许就是发病的前兆。猝死一旦发生，则马上出现意识丧失，皮肤发绀，由立位或坐位突然倒地，呼吸停止，大动脉搏动消失，心音听不到，血压测不到，心电图示心室颤动，心电静止或电机械分离。若猝死发生在睡眠中，则死前可发生异常鼾声或惊叫声，也可无任何表现于翌晨才被发现。因此，对有发生猝死可能的人，应辅以医疗上的指导，并令其即使出现极其细小的症状和体征，也应引起足够的重视，及时就医。

十、猝死后心肺复苏术的五个步骤

心脏性猝死者，有很大一部分发生在医院外。如果在患者发作后 4 分钟之内得不到抢救，患者生还的希望就极为渺茫。因此，当你碰到心脏性猝死者时，时间就是生命，既不要只顾着送他去医院，也不要光等着急救人员到来，而是应该立刻对他施行心肺复苏术，增加医院治疗的存活率。具体做法为有以下五步。

第一步：尽快使患者仰卧在坚实的平面上，头部不应高于胸部，躯干无扭曲。

第二步：一手按压患者额头，使头后仰，另一只手抬起患者下颌，使其呼吸道通畅。并迅速清除患者咽部呕吐物。

第三步：人工呼吸。一手捏住患者鼻孔，同时向患者口内吹气，全力吹 2 次。

第四步：胸外心脏按压。解开患者衣服，松开腰带，施术者将左手掌放在患者胸骨中间 1/3 处，右手掌重叠于左手背上，两手十字形交叉，两臂伸直，用肩部力量加压，双肘不能弯曲，按压深度为使胸骨下陷 4～5 厘米，按压频率在每分钟 100 次左右。注意不要用力过猛，以免肋骨骨折。

第五步：如果有 2 人抢救，可以同时进行人工呼吸和胸外心脏按压，每按压胸部 30 次，吹气 2 次；如果急救者只有 1 人，则每按压 30 次，较快地连续吹气 2 次。如果患者大动脉脉搏恢复，扩大的瞳孔缩小，皮肤嘴唇转红，则表明急救有效。

小贴士

不懂或不熟悉现场急救且又没有经过心肺复苏技术培训的人遇到有人猝死怎么办？首先不要惊慌失措，应该冷静，要尽快弄清发生了什么事情，然后高声呼救，以使周围的人尽快赶过来，其中有懂心肺复苏的人可施行急救。急救时除口对口人工呼吸外，切忌不懂装懂，贸然进行人工胸外心脏按压等心肺复苏操作，这样容易使患者产生肋骨骨折、严重内出血或其他并发症。另外，如患者有假牙或假牙托，一定要将其取出。抢救的同时，其他人可以赶快打电话叫急救车。打电话应注意讲清患者所处的大体位置、街道名称，以及打电话者自己的姓名和电话号码。打完电话应派人到路口等待急救车的到来，以便尽快引导救护人员到达现场。

十一、冠心病患者猝死急救法

※ 人工呼吸法(图 5-1)

人工呼吸是指用人工的方法使得不能自主呼吸、呼吸功能不正常或呼吸困难的病人,得到被动式呼吸。

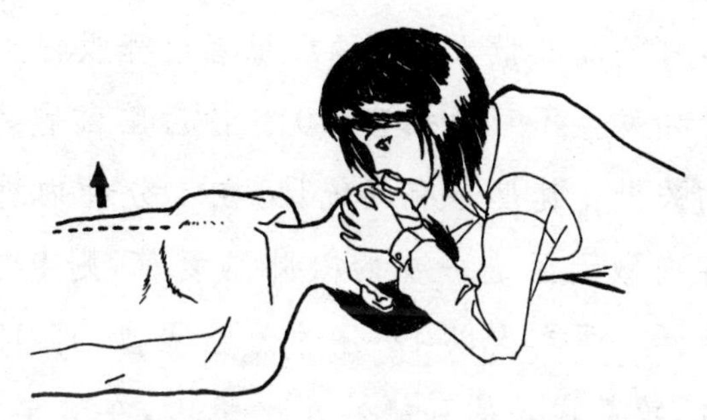

图 5-1　人工呼吸法

猝死发生时,应争分夺秒急救,立即进行胸外心脏按压和人工呼吸。将病人仰卧在木板或地上,用一手掌跟(另一手重叠在该手上)按压在胸骨下 1/3 与 2/3 交界处,两肘伸直,垂直向下按压,然后放松,连续按压 30 次,再人工呼吸 2 次,心脏按压 30 次,如此循环。一般每分钟人工呼吸 16～18 次,心脏按压 100 次以上,要抢救到医护人员赶到现场。

※ 仰卧压胸法(图 5-2)

患者仰卧,腰部垫枕使胸部抬高,上肢放在身体两侧,头侧向一方。急救者跪跨在患者大腿两侧,两手掌贴在患者胸部两侧下方,拇指向内,其余四指向外,向胸部上方压迫,然后放松,使胸部自行弹回而吸入空气。反复有节律地(16～20 次/分)进行,直至恢复呼吸为止。此方法适用于一般窒息患者,不适用胸部外伤者或同时需做心脏按压者。

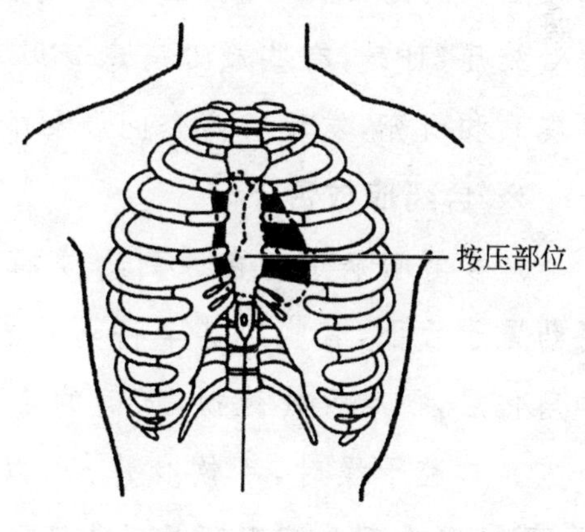

图 5-2　仰卧压胸法

十二、猝死抢救要按秒计算

猝死的表现是突然昏迷、意识不清、脉搏消失、停止呼吸、听不到心跳、瞳孔放大、面色死灰。在常温下，心脏停跳3～5秒或以上，患者即有头晕感觉，10～20秒时会发生晕厥，40秒后会发生惊厥抽搐，此时患者有可能瞳孔散大，60秒后患者会呼吸停止、大小便失禁，4分钟后脑细胞开始发生不可逆损害，10分钟后脑细胞可能死亡。所以，抢救猝死患者的关键是速度。有人统计，在4分钟内进行现场心肺复苏，并且在8分钟内做到了进一步的心肺脑复苏，则94%的患者可以复苏成功并长期存活。另有人以12分钟为临界点，即12分钟内未进行心肺复苏抢救者，抢救成功的可能性几乎是零，在这里要说时间就是生命一点也不夸张。当一个人突然出现非外因的晕厥、意识丧失或抽搐，且无心跳、无呼吸时，首先要意识到可能是心脏猝死。如果发作前患者曾喊胸痛或用手抓胸部且有痛苦状者应想到是此病。如果知道患者以前有冠心病，出现此类症状就更应该想到是心脏猝死。

十三、冠心病患者急救含药宜忌

冠心病患者都知道，当心绞痛发作时，可采取舌下含药的方法来缓解心绞痛，可是，有些冠心病患者用药后，效果不明显。临床医生经过认真观察和研究，发现有两个问题影响含药的效果。

※ 含药应放舌下

许多冠心病患者在遇到心绞痛发作时，将药片含在口腔中，并不知将药置于舌下，有些人甚至将药片放在舌上面。殊不知，舌表面有舌苔和角化层，很难吸收药物，正确的舌下含药法是将药片咬碎后置于舌的下方。口腔干燥时，可饮少许水，以利药物的吸收。因此，心绞痛发作时，要采取舌下含药而不是舌上面含药。

※ 含药体位宜忌

冠心病患者使用的舌下含服药能扩张心脏冠状动脉，同时也能扩张身体外周的动脉。患者在采用舌下含药法时，最宜采取半卧位。因为半卧位时，可使回心血量减少，减轻心脏负担，使心肌供氧量相对满足自身需要，从而缓解绞痛。如果病人平卧位，会使回心血量增加，心肌耗氧量也增加，从而使药物作用减弱，起不到良好的止痛作用。另外，病人不宜在站立时舌下含药，否则会因血管扩张，血压降低，导致脑血管供血不足而发生意外。

十四、急性心肌梗死现场急救宜忌

急性心肌梗死的症状主要为剧烈的心绞痛持续时间长，周身冷汗，可有恶心、呕吐、腹泻，还可有心律失常。当出现呼吸困难及发绀时，提示发生急性左侧心力衰竭。对此，在送往医院前，宜采用如下方式进行现场自救或常人自救。

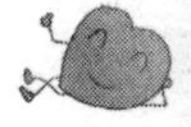

1. 立即就地卧下(出现休克，取平卧位，头稍低；高度怀疑左侧心力衰竭时，应取端坐位)。此时禁动极为重要(不翻身，不活动四肢，不说话)，以争取时间，逢凶化吉。

2. 即服急救药(硝酸甘油舌下含化或吸亚硝酸异戊酯，试服中药急救丸)。

3. 及时联系急救站或就近的医疗单位，请求派医务人员前来救治。若须送往这些医疗单位，则务必平稳转移病人。

4. 有氧气吸入、测血压等条件者，立即不间断吸入氧气，每小时测血压 1 次。

5. 周围环境要安静，患者情绪要稳定。

十五、急性心肌梗死的一般处理方法

1. 绝对卧床，解除精神上的过度紧张和恐惧，可给予适量的镇静药，如地西泮(安定)2.5～5 毫克，每天 4 次。

2. 饮食以易消化的半流质为宜。每天热量不宜超过6 278～7 534 kJ(1 500～1 800kcal)，含食盐 5～6 克，限制脂肪。有心力衰竭者限制钠盐及液体摄入量。

3. 心电血压监测。对于急性心肌梗死(AMI)患者应毫无例外地进行心电血压检测,无并发症反应较轻的患者可监测3～5天,病情较重者应酌情延长监测的时间。有血流动力学异常者,应尽可能进行血流动力学监测指导临床治疗。

4. 因为用吗啡及卧床容易发生便秘,切忌用力排便!便秘者可用轻泻药或肛门内放开塞露。

5. 老年人用吗啡或因治疗心率过缓用阿托品者,容易发生尿潴留。如有明显尿潴留,应插留置导尿管数天,并注意防止感染。

6. 吸氧:多数急性心肌梗死(AMI)患者有肺通气及灌注的比例失调及不同程度的肺间质水肿,所以常有动脉氧分压降低,因而要常规吸氧,提高动脉氧分压,增加血氧的弥散能力,但提高动脉氧分压可增加末梢血管阻力,势必要增加心肌需氧量,如无低氧血症者不宜过多吸氧。在肺水肿或心源性休克采用面置吸氧甚至气管插管行机械通气。

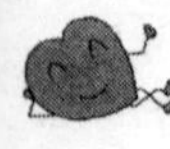

7. 建立静脉通道及输液:尽管有的患者病情不重,在早期也要保留静脉输液,以便发生意外时能及时抢救。每日输液量约1 000毫升,以5%～10%葡萄糖注射液为主,可加丹参注射液。可使用二磷酸果糖注射液(FDP)每天100毫升静脉滴注,也可用GIK溶液。低分子右旋糖酐注射液能改善微循环,但有扩容作用,会增加心脏负荷,除非有扩容适应证,以不用为宜。

十六、预防冠心病猝死的策略

少数冠心病患者的病情凶险,来势凶猛,预后不良,有的甚至发生猝死,对此应提高警觉。冠心病猝死的原因是:供给心脏血液的冠状动脉主支突发梗死(通常由血栓造成),致心肌大面积急性缺血和坏死。急性心肌梗死后心肌缺乏营养,致心肌破裂。在动脉粥样硬化的基础上,发生冠状动脉痉挛,致心脏电生理紊乱,引起严重心律失常(如心室纤颤)。由于冠心病是一种老年退行性疾病,目前尚无根治方法,为了避免冠心病猝死，专家建议患者采取九大预防措施，这就是抵御冠心病猝死的九大"法宝"（表 5-1）。

表 5-1 预防冠心病猝死的九大措施

名称	作用
情绪稳定	要避免情绪激动、精神紧张，以免内分泌功能增强而引起心肌突然缺血
坚决戒烟	要彻底戒烟禁酒。研究证实，在心脏病死亡中有 21%是由吸烟造成的。每天吸 1～14 支烟的人，死于冠心病的危险性比不吸烟者高 67%；每日吸 25 支烟以上者，则死亡危险性要高出 3 倍。但是戒烟以后，这种危险性可逐渐降低，3～5 年后降至不吸烟的水平
适量饮酒	虽然少量饮酒有减少冠心病突发的作用，然而酗酒的危险性极大，人们当适可而止，不可恃强狂饮，有冠心病者更当敬而远之
理想体重	医学家们发现，如果超过标准体重 20%，则冠心病突发的危险性增加 1 倍。因此，超重过多特别是肥胖者，颇有减肥的必要。不过，减肥的最好方法不是饥饿节食，而是坚持运动
坚持运动	喜欢运动的人，其冠心病突发的危险性比习惯久坐者减少 35%～55%。当然，运动宜适度而持久，不可剧烈
治疗高血压	高血压不仅可因突然发生卒中而导致猝死，同时也会增加"心脏猝死"的危险。所以，从高血压的早期就应开始治疗，在医师的指导下，选择缓和的降压药物；长期服用降压药的人，千万不要突然停药，以免出现反跳而发生危险
降低增高的血脂	血脂（三酰甘油和胆固醇）增高是发生和加重冠心病的重要原因，故不宜吃富含高胆固醇食物和易使三酰甘油升高的高糖食物及大量饮酒
防止便秘	大便秘结排便时增加腹压影响心脏，诱发冠心病急性发作，故平时应多吃水果、蔬菜和含纤维素多的食物，以保持大便通畅
药物自救	有冠心病的人，要随身携带装有硝酸甘油、异山梨酯（消心痛）、速效救心丸等药物的保健盒，在疾病发作之初可立即服用，以减轻疾病的严重程度。此外，冠心病患者每日服用肠溶阿斯匹林片 50 毫克，对预防猝死也有良效

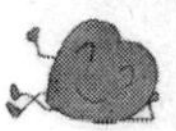

十七、冠心病介入疗法是怎么一回事

冠心病介入疗法是指在 X 线透视下，通过导管等特殊器材进入人体心脏的大血管、肾血管、脑血管内，对心脏病及外周血管疾病进行诊断或治疗的一种"非外科"手术方法。该疗法不用开刀，只对病变进行治疗，创伤小，见效快，时间短，不良反应小，对某些疾病可以进行重复治疗。介入疗法对治疗先天性心脏病效果显著。介入治疗的适宜年龄在

3—60岁,70岁以上属于高危患者,介入伞堵很少见。

介入治疗适用于:①单支冠状动脉严重狭窄,有心肌缺血的客观依据,病变血管供血面积较大者;②多支冠状动脉病变,但病变较局限者;③近期内完全闭塞的血管,血管供应区内有存活心肌,远端可见侧支循环者;④左心室功能严重减退者;⑤冠状动脉旁路移植术后心绞痛者;⑥经皮冠状动脉腔内成形术(英文缩写为PTCA)术后再狭窄者。

十八、什么是冠心病溶栓治疗

冠心病溶栓治疗是通过静脉内输注尿激酶、链激酶等溶解血栓药物,达到开通血管、恢复心肌血流灌注的目的的一种疗法。此方法自20世纪80年代中期兴起以来,已确立了其在挽救急性心肌梗死中的地位,是急性心肌梗死治疗史上的重大进展之一,并已普及到国内各基层医院,疗效迅速、安全性高、简单易行,大大缩短了患者的住院时间,减少了医疗费用,降低了病死率,提高了患者的生活质量。这种疗法适用于起病后12小时内到达医院的患者,以6小时为佳,其成功率达75%左右。起病后越早接受治疗,疗效越明显。

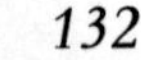

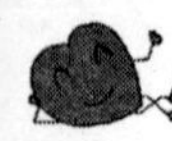

十九、如何对待冠状动脉旁路移植术

冠状动脉旁路移植术(英文缩写为CABG,也称为冠脉搭桥术),不但可以解决药物治疗和经皮冠状动脉腔内成形术(PTCA)在冠心病治疗中面临的难题,如冠状动脉分支处病变、多支处病变、无保护的左右干支病变等,而且是目前最彻底、完整的血运重建方式。冠状动脉旁路移植术1~2个月后患者就可恢复正常工作,其早期心绞痛症状的消除率高达85%~95%,65%以上患者术后5年无心绞痛,5年生存率为93%,10年生存率为80%。即使3支冠状动脉发生病变伴心功能受损者,7年生存率也可达90%,而单纯接受药物治疗者仅为37%。该手术一般需在全身麻醉、体外循环和心脏暂时停跳下进行,这是患者对该疗法的主要担心。

冠状动脉旁路移植手术实际上只解决了局部狭窄问题，并没有去除冠心病的病因。如果患者依然存在有冠状动脉粥样硬化、高血压、高血脂等致病因素，那么还会继续出现新的冠状动脉硬化、狭窄。就好像虽然修理、疏通了运河，但没有治理上游的泥沙，泥沙会继续堆积，下游的河流分支就会继续被新的泥沙堵塞。所以说，冠状动脉旁路移植术并不是根治冠心病的方法，而只是重建了一条旁路，达到暂时缓解患者心肌缺血症状的目的，同时减少因心肌缺血造成的心脏功能失调。换句话说，冠状动脉旁路移植手术"治标不治本"。

当患者面临决定是否接受冠状动脉旁路移植手术时，要去专科医院，多去几家医院。既听取心外科医生的意见，也听一下心内科医生的意见，最后再决定治疗方案。

二十、冠心病患者要慎用止泻药

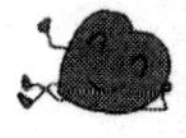

对很多人来说，患急性胃肠炎出现腹泻时，自己吃点止泻药很快就能解决问题。但是，这些普通的药物却可能是冠心病患者的"杀手"。

肠道感染会引起发热、心率加快、里急后重、排便用力等反应，尤其是急性胃肠炎引起上吐下泻、不思饮食等，既加重了冠心病患者心脏负担和心肌耗氧过量过程，又因机体失水、脱水造成血液黏滞，加重患者心肌缺血，常诱发不稳定型心绞痛，甚至直接导致急性心肌梗死。

有些冠心病患者认为止泻药是常用药，3 粒不起作用就吃 4 粒，甚至更多。殊不知，这样做会使毒素积聚在身体里，反而使人体对细菌毒素的吸收增加，严重时可导致感染中毒性休克，甚至死亡。

有些患者的不典型心肌梗死发作也表现为上腹痛，有时还伴轻度腹泻，这时如果单纯按照肠炎治疗，势必会贻误病情，失去最佳抢救机会。

二十一、冠心病患者血脂正常是否也需要用降脂药

冠心病的基本病变为动脉粥样硬化，其形成因素与血液中脂质的增高有着密切的关系。为此，近些年来，人们普遍关注血脂的变化，许多冠

心病患者愿意接受降脂（实为调脂）治疗。但是，血脂检查正常的冠心病患者是否也需要用降脂药物治疗，一直受到人们的质疑，也常常不被患者所重视。

研究发现，通过他汀类药物（目前常用的降脂药物）在临床上的广泛应用，发现冠心病患者从中得到的益处不仅来自于该类药的降脂作用，而且还来自于它的其他特殊作用，其中包括以下方面。

(1)稳定冠状动脉管壁斑块的作用；

(2)诱导平滑肌细胞死亡的作用，而平滑肌细胞的增生和移行则是动脉斑块形成的重要过程，因此，使用降脂药物可以减少斑块的形成；

(3)使血小板生成的血栓减少，并阻止血小板的聚集，而血小板的上述作用在冠状动脉血栓引起的心脏意外事件中起主导作用。自从应用他汀类调脂药以来，冠心病的发病率和病死率都有明显的下降。

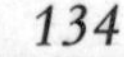

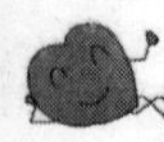

可见，冠心病患者适当选用降脂药物治疗是冠心病的二级预防，即防止冠心病复发或病情加重。有关专家认为，需要用调脂药的主要有三类患者，一是不稳定型心绞痛和心肌梗死患者；二是需要做冠状动脉介入治疗者；三是患冠心病需要做旁路移植手术的患者。上述患者中只要低密度脂蛋白胆固醇(LDL-C)超过我国《血脂异常防治建议》的水平，原则上都应当以降 LDL-C 作为首要目标。

总之，冠心病患者血脂正常也要服用调脂药。不过，调脂药是处方药，必须在专科医生指导下用药，并定期监测不良反应，以调整药物种类及服用剂量。每位患者都要有个体化的治疗方案，应由主治医生根据患者是否同时存在其他疾病或特殊情况，对药物的敏感度和药物不良反应的影响等，量身定制出用药方案。

第六章　冠心病特色治疗——调养还得老中医

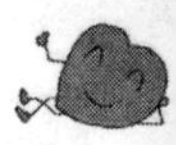

一、中医对冠心病病因的认识

在中医古代文献中，虽然没有冠心病的名称，但是类似冠心病的症状却早有记载。在《黄帝内经》《伤寒杂病论》等著作中，即有“卒心痛”“厥心痛”“真心痛”“胸痹”“心痛”等病症的记载，它们的症状与冠心病类似。例如《灵枢·厥病篇》说：“厥心痛，与背相控”“痛如以银针刺其心”，又说：“真心痛，手足青至节，心痛甚，旦发夕死，夕发旦死。”这里所说的厥心痛，就是心绞痛；真心痛，就是急性心肌梗死。又如东汉张仲景所著的《金匮要略》一书中，提出了“胸痹”“心痛”的名称，描述了“胸背痛”“胸中气塞”“短气”“心痛彻背，背痛彻心”等症状，也类似于冠心病心绞痛的症状。

在历代医家的著作中，有关胸痹心痛的论述颇多，但明代以前的医家多将心痛与胃脘痛混为一谈，因而，在有关心痛的文献中有很多实是指胃脘痛。明清不少医家指出，真心痛、厥心痛，必欲与胃脘痛加以区别。如徐大椿说：“心痛、胃脘痛确定二病，然心痛绝少，而胃痛极多，亦有胃痛即心痛者，故此二症，古人不分两项，医者细心求之，自能辨其轻重也。”

心绞痛和心肌梗死以心痛为主要症状，对于心律失常型和心力衰竭型冠心病来说，则又要从别的病证中寻找其相应的记载，如心律失常，可包含在心悸、怔忡等病证中，心力衰竭则包含在喘症、水肿等病证之中，至于心源性休克，则又相当于中医阳气虚脱的“脱证”。至于冠心病的病因中医学认识如下。

※ 年老体弱

本病多发于中老年人，年过半百，肾气渐衰。肾阳虚衰则不能温煦心阳，引起心气不足或心阳不振，血脉失于阳之温煦、气之鼓动，则气血运行滞涩不畅或寒从中生，发为心痛。不能温煦脾胃，则致脾胃运化不能，气血生化之源，营血虚少，脉道不充，血流不畅，而心脉失养。若肾阴亏虚，不能上滋心阴，则可致心阴不足，阴亏则火旺，灼津为痰，痰热上犯于心，心脉痹阻，则为心痛。肾藏精，精化生气血，如肾虚封藏不足，无以化生气血，可致心脉不充，气血两虚，心脉失养，而发为本病。

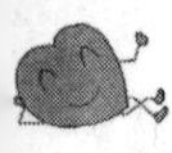

※ 饮食不当

《儒门事亲》说：“夫膏粱之入……酒食所伤，胸闷痞痛，酢心。”饮食不当，恣食肥甘厚味，日久损伤脾胃，运化失司，酿湿生痰，上犯心胸，清阳不展，气机不畅，心脉痹阻，遂成本病；或痰郁化火，火热又可炼液为痰，灼血为瘀，痰瘀交阻，痹阻心脉而成心痛。痰浊郁久生热则消烁阴液，不能濡润脉道，导致脉道坚硬，影响血液供应心脏。正如《证因脉治》所说：“胸痹之困，饮食不节，饥饿损伤，痰凝血滞，中焦混浊，则闭食闷痛之症作矣。”

※ 情志失调

《杂病源流犀烛》说：“言乎心痛病有七情也。《经》云：喜由气散，怒则气上，忧则气沉，思则气结，悲则气消，恐则气下，惊则气乱。除喜之气散外，余皆令气郁结而为痛也。”心为五脏六腑之大主，精神之所舍。如果情志失调，特别是思虑烦多，恼怒气滞，而致心脉瘀阻者尤为多见。如《古今医鉴·心痛》说：“心脾痛者，或因身受寒邪……或因恼怒气滞……种种不同”。忧思伤脾，脾虚气结，运化失司，津液不行输布，聚而为痰，痰阻气机，气血运行不畅，心脉痹阻，发为胸痹心痛。或郁怒伤肝，肝郁气滞，郁久化火，灼津成痰，气滞痰浊痹阻心脉，而成胸痹心痛。

※ 气候环境

气候的异常变化即风、寒、暑、湿、燥、火六淫邪气也是胸痹心痛发生的重要诱因。《灵枢·百病始生篇》谓："夫百病之始生也，皆生于风雨寒暑，清湿喜怒。"若气候反常或长期生活于寒冷、潮湿、燥热环境之中，则易受六淫侵袭而发病，其中寒邪尤为常见。素体阳虚，胸阳不振，阴寒之邪乘虚而入，寒凝气滞，胸阳不展，血行不畅，而发本病。正如《素问·举痛论》所说："寒气入经而稽迟，泣而不行，客于脉外则血少，客于脉中则气不通，故卒然而痛。"《素问·调经论》说："厥气上逆，寒气积于胸中而不泻，不泻则瘟气去，寒气独留，则血凝泣，凝则脉不通。"《诸病源候论·心腹痛病诸候》亦曰："心腹痛者，由腑脏虚弱，风寒客于其间故也。""寒气客于五脏六腑，因虚而发，上冲胸间，则胸痹。"《寿世保元》云："其有真心痛者，在寒独犯心君。"《医门法律·中寒门》云："胸痹心痛，然总因阳虚，故阴得乘之。"阐述了本病由阳虚感寒而发作，故气候变化、骤遇寒凉而诱发胸痹心痛。至于酷暑炎热，犯于心君，耗伤心气，亦每致血脉运行失畅而心痛。

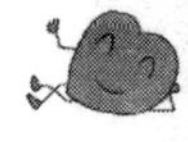

※ 劳累过度

《素问·举痛论》指出"劳则气耗"，特别是人至中老年以后，肾之精气渐亏，脏腑阴阳俱虚，过度劳累，阳气阴血更耗，心之阳气无以鼓动，心之阴血无以润养，以致营卫不足，脉道不充，络脉失养，血行不畅，心脉瘀阻而发生心病。至于以妄为常，竭精耗真，则更易伤身至衰，诱发胸痹心痛。

※ 他病累及于心

本病的病变部位虽在心脉，但与其他各脏腑之间都有密切关系。《证治准绳》谓："心痛有心脏本病而痛，有他脏干之而痛。"脾、肝、肾、胃等脏腑病变，在一定条件下，均可累及心脏而引发"胸痹心痛"。因此，古籍中又有"脾心痛""肝心痛""胃心痛"等记载。

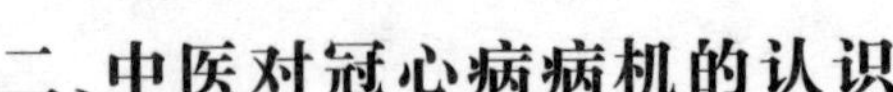

二、中医对冠心病病机的认识

冠心病胸痹心痛的基本病机为本虚标实。

※ 本 虚

《金匮要略·胸痹心痛短气病脉证治》在论述胸痹的病机时指出："夫脉当取太过不及，阳微阴弦，即胸痹而痛，所以然者，以其阴弦故也。"明确指出胸痹而痛，乃上焦阳气极虚也。《诸病源候论·胸痹候》中记载：胸痹之症"因虚而发"。已故著名老中医蒲辅周指出："冠心病属虚者多，而实者少。"冠心病本虚主要为心阳、心气和肾气、脾气之虚。心主血脉，为阳中之阳脏。心气虚，心阳不振可导致血脉瘀阻，痰浊阻络，而致不通则痛。肾主藏精，为元气之根，心阳非此不能生，非此不能发，肾气虚可致心气虚，心阳虚，故冠心病见肾虚者不少。脾为后天之本，主运化，脾气虚则运化失常，痰湿内生，脉络瘀阻，更使气血生化不足，而致心气、心阳不足，运血无力，而致心脉痹阻不通，发为本病。

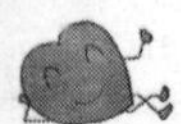

※ 标 实

在本虚的基础上，由于脏腑功能减退，致使标实"脉不通"。气滞、血瘀或痰浊等病理产物积聚，闭阻心脉，便发生胸痹心痛，故《素问·痹论》曰："心痹者，脉不通。"

(1)寒凝：寒性凝滞收引，寒邪侵犯人体可阻遏胸阳，使气滞血瘀寒凝而脉不通。如《素问·举痛论》曰："寒气入经而稽迟……客于脉中则气不通，故卒然而痛。"《圣济总录》曰："卒心痛者，本于脏腑虚弱，寒气卒然客之。"

(2)血瘀：血瘀在冠心病发病中的重要作用。血行脉中，以通为用，若血行不畅，便闭阻脉中，发生胸痹心痛。《素问·痹论》曰："痹……在于脉则血凝而不流。"《素问·脉要精微论》说："脉者，血之府也……涩则心痛。"明确指出心痛是因为"血凝而不流"，临床观察证实多数冠心病患者确有血瘀的舌、脉、症表现。

(3)痰浊：心肾阳虚，不能温化水液，振奋心阳，而致痰浊内生，闭阻心脉，发生冠心病。《金匮要略》所述："胸痹不得卧，心痛彻背者，瓜蒌薤白半夏汤主之"，即是冠心病的病理机制。

(4)气滞：情志所伤，大怒伤肝，肝气郁结，气滞血凝，郁阻心胸，也是冠心病的重要病理机制。

三、中医对冠心病是如何辨证的

冠心病的辨证分型较为复杂，难以统一。经各地大量临床研究，根据其病机属本虚标实的特点，认为按标本分型较合理。以下就是目前辨证分型的基本分法。

※ 心血瘀阻

【证候】 心胸阵痛，如刺如绞，固定不移，入夜为甚，伴有胸闷心悸，面色晦黯。舌质紫暗，或有瘀斑，舌下络脉青紫，脉沉涩或结代。

【治法】 活血化瘀，通脉镇痛。

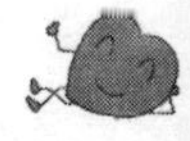

【方药】 血府逐瘀汤。由桃红四物汤合四逆散加牛膝、桔梗组成。以桃仁、红花、川芎、赤芍、牛膝活血祛瘀而通血脉；柴胡、桔梗、枳壳、甘草调气疏肝；当归、生地黄补血调肝，活血而不耗血，理气不伤阴。

寒则收引、气滞血瘀、气虚血行滞涩等都可引起血瘀，故本型为临床最常见，并在以血瘀为主症的同时出现相应的兼症。兼寒者，可加细辛、桂枝等温通散寒之品；兼气滞者，可加沉香、檀香辛香理气止痛之品；兼气虚者，加黄芪、党参、白术等补中益气之品。若瘀血痹阻重证，表现为胸痛剧烈，可加乳香、没药、郁金、延胡索、降香、丹参等增强活血理气止痛作用。

活血化瘀是胸痹心痛常用的治法，可选用三七、川芎、丹参、当归、红花、苏木、赤芍、泽兰、牛膝、桃仁、鸡血藤、益母草、水蛭、王不留行、牡丹皮、山楂等活血化瘀药物，但必须在辨证的基础上配伍使用，才能获得良效。另外，使用活血化瘀的药物时要注意种类、剂量，并注意有无出血倾向或征象，一旦发现，立即停用，并给予相应处理。

※ 寒凝心脉

【证候】 心胸痛如缩窄，遇寒而作，形寒肢冷，胸闷心悸，甚则喘息不得卧。舌质淡，苔白滑，脉沉细或弦紧。

【治法】 温经散寒，活血通痹。

【方药】 当归四逆汤。方以桂枝、细辛温散寒邪，通阳止痛；当归、芍药养血活血；芍药、甘草缓急止痛；通草通利血脉；大枣健脾益气。全方共呈现温经散寒，活血通痹之效。可加瓜蒌、薤白，通阳开痹。疼痛较著者，可加延胡索、郁金活血理气定痛。

若疼痛剧烈，心痛彻背，背痛彻心，痛无休止，伴有身寒肢冷，气短喘息，脉沉紧或沉微者，为阴寒极盛，胸痹心痛重证，治以温阳逐寒止痛，方用草乌赤石脂丸。苏合香丸或冠心苏合香丸，芳香化浊，理气温通开窍，发作时含化可即速止痛。阳虚之人，虚寒内生，同气相召而易感寒邪，而寒邪又可进一步耗伤阳气，故寒凝心脉时临床常伴阳虚之象，宜配合温补阳气之药，以温阳散寒，不可一味用辛散寒邪之法，以免耗伤阳气。

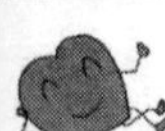

※ 痰浊内阻

【证候】 心胸窒闷或如物压，气短喘促，多形体肥胖，肢体沉重，脘痞，痰多口黏，舌苔浊腻，脉滑。痰浊化热则心痛如灼，心烦口干，痰多黄稠，大便秘结，舌红，苔黄腻，脉滑数。

【治法】 通阳泄浊，豁痰开结。

【方药】 瓜蒌薤白半夏汤加味。方以瓜蒌、薤白化痰通阳，行气止痛；半夏理气化痰。常加枳实、陈皮通气滞，破痰结；加石菖蒲化浊开窍；加桂枝温阳化气通脉；加干姜、细辛温阳化饮，散寒止痛。全方加味后共奏通阳化饮，泄浊化痰，散结止痛功效。

若患者痰黏稠，色黄，大便干，苔黄腻，脉滑数，为痰浊郁而化热之象，用黄连温阳汤清热化痰，因痰阻气机，可引起气滞血瘀，另外，痰热与瘀血往往互结为患，故要考虑到血脉滞涩的可能，常配伍郁金、川芎理气活血，化瘀通脉。若痰浊闭塞心脉，卒然剧痛，可用苏合香丸芳香温通止痛；因痰热闭塞心脉者用猴枣散，清热化痰，开窍镇惊止痛。胸痹心痛，痰浊闭阻可酌情选用天竺黄、天南星、半夏、瓜蒌、竹茹、苍术、桔梗、莱菔子、浙贝母等化痰散结之品，但由于脾为生痰之源，临床应适当配合健脾化湿之品。

※ **气滞心胸**

【证候】 心胸满闷不适，隐痛阵发，痛无定处，时欲叹息，遇情志不遂时容易诱发或加重，或兼有脘腹胀闷，得嗳气或矢气则舒，苔薄或薄腻，脉细弦。

【治法】 疏调气机，和血舒张。

【方药】 柴胡疏肝散。本方由四逆散（枳实改枳壳）加香附、川芎、陈皮组成，四逆散能疏肝理气，其中柴胡与枳壳相配可升降气机，白芍与甘草同用可缓急舒脉止痛，加香附、陈皮以增强理气解郁之功，香附又为气中血药，川芎为血中气药，故可活血且能调畅气机。全方共奏疏调气机，和血舒脉之功效。

若兼有脘胀、嗳气、纳少等脾虚气滞的表现，可用逍遥散疏肝行气，理脾和血。若气郁日久化热，心烦易怒，口干，便秘，舌红苔黄，脉数者，用丹栀逍遥散疏肝清热。如胸闷心痛明显，为气滞血瘀之象，可合用失笑散，以增强活血化瘀、散结止痛之作用。

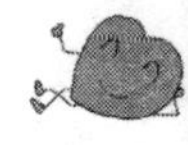

气滞心胸之胸痹心痛，可根据病情需要，选用木香、沉香、降香、檀香、延胡索、厚朴、枳实等芳香理气破气之品，但不宜久用，以免耗散正气。如气滞兼见阴虚者可选用佛手、香橼等理气而不伤阴之品。

※ **心气虚弱**

【证候】 心胸隐痛，反复发作，胸闷气短，动则喘息，心悸易出汗，倦怠懒言，面色苍白。舌淡暗或有齿痕，苔薄白，脉弱或结代。

【治法】 补养心气，益气通脉。

【方药】 保元汤。方以人参、黄芪大补元气，扶助心气；甘草炙用，甘温益气，通经利脉，行血气；肉桂辛热补阳，温通血脉；或以桂枝易肉桂，有通阳、行瘀之功；生姜温中。可加丹参或当归养血活血。

若兼见心悸气短，头晕乏力，胸闷隐痛，口干咽干，心烦失眠，舌红或有齿痕者，为气阴两虚，可用养心汤，养心宁神，方中当归、生地黄、熟地黄、麦冬滋阴补血；人参、五味子、炙甘草补益心气；酸枣仁、柏子仁、茯苓养心安神。

补心气药常用人参、党参、黄芪、大枣、太子参等，如气虚显著可少佐肉桂，补少火而生气。亦可加用麦冬、玉竹、黄精等益气养阴之品。

※ **心阴亏损**

【证候】 心胸疼痛时作，或灼痛，或隐痛，心悸怔忡，五心烦热，口燥咽干，潮热盗汗，舌红少泽，苔薄或剥，脉细数或结代。

【治法】 滋阴清热，养心安神。

【方药】 天王补心丹。本方以生地黄、玄参、天冬、麦冬、丹参、当归滋阴养血而泻火；人参、茯苓、柏子仁、酸枣仁、五味子、远志补心气，养心神；朱砂重镇安神；桔梗载药上行，直达病所，为引。

若阴不敛阳，虚火内扰心神，心烦不寐，舌红少津者，可用酸枣仁汤清热除烦安神；如不效者，再予黄连阿胶汤，滋阴清火，宁心安神。若阴虚导致阴阳气血失和，心悸怔忡症状明显，脉结代者，用炙甘草汤，方中重用生地黄，配以阿胶、麦冬、麻仁滋阴补血，以养心阴；人参、大枣补气益胃，资脉之本源；桂枝、生姜以行心阳。诸药同用，使阴血得充，阴阳调和，心脉通畅。

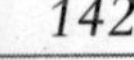

若心肾阴虚，兼见头晕，耳鸣，口干，烦热，心悸不宁，腰膝酸软，用左归饮补益肾阴，或紫河车大造丸滋肾养阴清热。若阴虚阳亢，风阳上扰，加珍珠母、磁石、石决明等重镇潜阳之品，或用羚羊钩藤汤加减。如心肾真阴欲竭，当用大剂西洋参、鲜生地黄、石斛、麦冬、山茱萸等急救真阴，并佐用生牡蛎、乌梅肉、五味子、甘草等酸甘化阴且敛其阴。

※ **心阳不振**

【证候】 胸闷或心痛较著，气短，心悸怔忡，自汗，动则更甚，神倦怯寒，面色㿠白，四肢欠温或肿胀，舌质淡胖，苔白腻，脉沉细迟。

【治法】 补益阳气，温振心阳。

【方药】 参附汤合桂枝甘草汤。方中人参、附子大补元气，温补真阳；桂枝、甘草温阳化气，振奋心阳，两方共奏补益阳气、温振心阳之功。若阳虚寒凝心脉，心痛较剧者，可酌加鹿角片、川椒、吴茱萸、荜茇、高良姜、细辛、川乌、赤石脂。若阳虚寒凝而兼气滞血瘀者，可选用薤白、沉香、降香、檀香、焦延胡索、乳香、没药等偏于温性的理气活血药物。若心肾阳虚，可合肾气丸治疗，方以附子、桂枝（或肉桂）补水中之火，用六味地黄丸壮水之主，从阴引阳，合为温补心肾而消阴翳。心肾阳虚兼见水饮凌心射肺，而出现水肿、喘促、心悸，用真武汤温阳化气行水，以附子补肾阳而祛寒邪，与赤芍合用，能入阴破结，敛阴和阳，茯苓、白术健脾利水，生姜温散水气。若心肾阳虚，虚阳欲脱厥逆者，用四逆加人参汤，温阳益气，回阳救逆。若见大汗淋漓、脉微欲绝等亡阳证，应用参附龙牡汤，并加用大剂山茱萸，以温阳益气，回阳固脱。

四、冠心病患者如何选用滋补中药

药物养生属传统养生方法之一。药物养生与健康有紧密的关系。合理、正确的药物保养，不仅是每个人应了解的基本知识，而且关系每个人的身体健康。药物养生对现代人保健极为重要，这是因为，随着市场竞争的加剧，冠心病及许多慢性疾病亚健康状态、慢性疲劳综合征已是非常常见的现象，尤其是慢性疲劳综合征。它可以分为疾病性疲劳和非疾病性疲劳两种类型。一般来说只要是非疾病性疲劳都可以籍由睡眠、运动、娱乐等来消除症状。而疾病性的疲劳就不行，我们只有靠通过药物养生才能消除症状。冠心病也是一样，有时使用一些养生保健的中药便可使冠心病患者的健康得到保障。

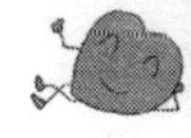

※ 太子参

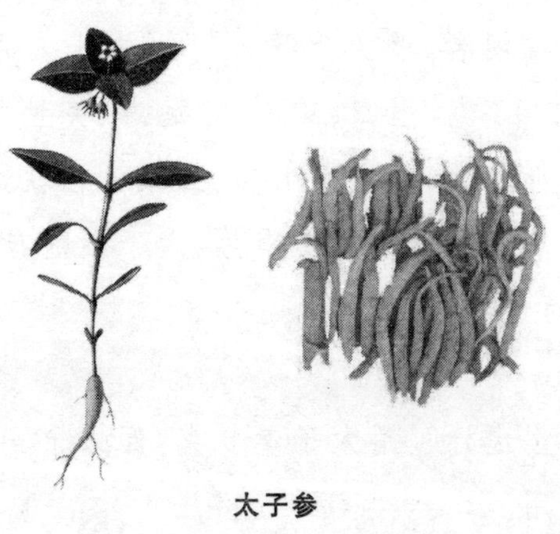

太子参

太子参主产于江苏、安徽、山东诸省，可在盛夏采挖，此时的太子参质量最佳。它的根部较为细小，有1～2寸长，和人参块根等相比，犹如稚嫩的孩童，因而，它还有孩儿参、童参的别名。太子参性质微温，味甘，性较润，有补益气阴、生津止渴的功用，功效与人参相近，但药力薄弱；它与党参相比，补气作用较弱，但生津养阴之力比党参强。它是堪称老少皆宜的清补药品。太子参可以补肺，健脾胃，治疗肺虚咳嗽、脾虚食少、心悸自汗、神力疲乏、口干、泄泻、体虚等症。据现代中药药理学分析，太子参能够治疗慢性胃炎、胃下垂、慢性肠炎、神经衰弱、慢性支气管炎、肺气肿、肺结核、冠心病等多种疾病。因它药性缓和，阴阳兼顾，深受临床医生和养生家的垂青。即使无病的人少量服之也无害处，体弱的老年人服用更具有祛病养身、延年益寿的作用。服用太子参可以采用多种方式，如浸酒、泡茶、熬粥、制膏、药膳等，既能对无明显疾病者有清补作用，也能有针对性地对某些疾病进行食疗。

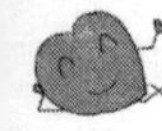

冠心病患者可在医生的指导下使用。

临床很少单用太子参，多配伍其他药应用。太子参药性平和而入脾经，脾胃虚弱而不受峻补者，常与黄芪、白术等同用，增强补脾益导引能；脾胃虚弱、进谷不馨、倦怠乏力者，可与山药、扁豆、谷芽、荷叶等同用，以健脾助运；治虚损劳伤，用太子参15～20克加黄酒、红糖，蒸汁饮服；治病后气血亏虚，可用太子参15克，黄芪12克，扁豆10克，当归6克，五味子3克、大枣5枚，煎汤服或煮水代茶饮。多年经验表明，如用党参健脾益气而发生脘胀腹闷者，改为太子参可去饱胀之弊。治神经衰弱、夜寐欠佳者，用太子参15克，当归、酸枣仁、远志、炙甘草各9克，煎服。卫表不固、虚汗频出，可用太子参、浮小麦、五味子各9～15克，大枣10枚，水煎服。若用于虚热不退或小儿夏季热，太子参则与沙参、白薇、青蒿等同用，可益气养阴而退虚热。

补益调养

心悸、失眠、易出虚汗可用太子参9克，五味子6克，炒枣仁9克，每日开水冲泡代茶饮用。

小贴士

相传明代大医药学家李时珍为出版《本草纲目》，日夜兼程赶到南京，住进一家客店。入夜，忽然听见有一妇女的呻吟声，便问店小二："隔壁何人患病?"店小二回答说："是贱内患病，已有几天了。""有病为何不去求医?"李时珍有些不解。店小二忙解释说："先生有所不知，我们虽然在此开店，但赚来的钱还不够买一家七口人的柴米油盐……"李时珍听了十分同情，便起身随店小二进入内房。李时珍边为店小二的妻子把脉边问："近来她饮食如何?"店小二说："好几天没米下锅了，她只能吃一些番薯干，我们是靠孩子挖来的野菜根充饥的"李时珍走过去，拿起一蓝野菜根细细地看起来，并从中拿了一株野菜根，放进嘴里。然后他对店小二说："这是一种药，可治你妻子的病，你从哪里采来的?"店小二说："城外，紫金山上!""李时珍又随手掏出一锭银子放在桌上说："天明去买点米，把这药先煎给你妻子服用，服了就会好转的。"店小二闻言感激得双膝跪地，连声道谢。

次日，店小二的妻子服了药，病果然好了。店小二把李时珍带到紫金山朱元璋太子的墓地，只见那里绿茵如毯，到处都是这种药草。李时珍连声说："好极了！好极了!"他如获至宝，连忙挖了一担回家。

因为这种药草生长在朱元璋太子的墓地周围，所以，李时珍就给它取名为"太子参"。但他因怕此药一传出去，大家都来太子墓地挖药，触犯王法，便没把"太子参"写进《本草纲目》。

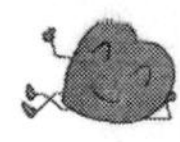

※ 西洋参

西洋参也叫西参。由于本药主要产于美洲的一些国家，因此叫西洋参。西洋参是一种补气、养阴的中药，它和人参的作用是不一样的。西洋参虽能补气助阳，但其作用远不如人参。西洋参在补气的同时能滋阴，生津，适用于久病阴阳两虚的病人，常用于治疗肺阴不足而引起的咳嗽、咯血、盗汗、烦渴、气少、津液不足、骨蒸劳热或久病体内生虚热、津液耗损过多等病症。在临床上常用于治疗冠心病、肺结核、肠结核、伤寒以

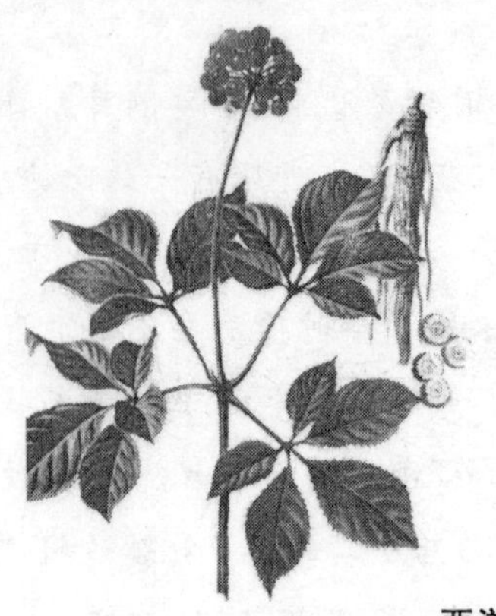

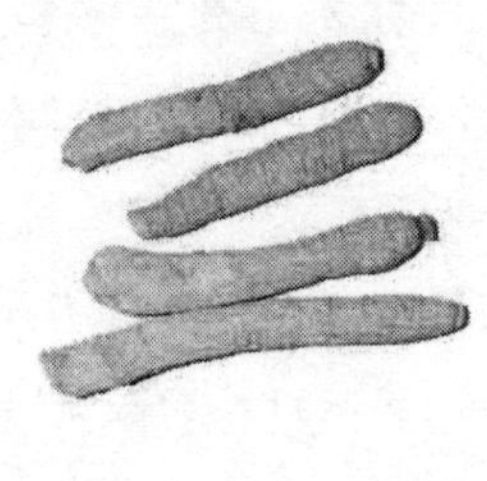

西洋参

及慢性消耗性疾病，如慢性肝炎、慢性肾炎、艾迪生病、红斑狼疮、再生障碍性贫血、白血病以及其他恶性肿瘤所致的过度虚弱及津液耗损等症。西洋参治疗冠心病可单独应用，也可与其他补益药配伍应用，均能收到良好的治疗效果。可将西洋参与食品配伍，制成保健食品，以起到一定的食疗的作用。

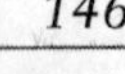

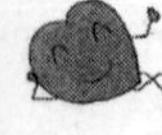

常服西洋参可以抗心律失常、抗心肌缺血、抗心肌氧化、强化心肌收缩能力，冠心病患者症状表现为气阴两虚、心慌气短可长期服用西洋参，疗效显著。西洋参的功效还在于可以调节血压，可有效降低暂时性和持久性血压，有助于高血压、心律失常、冠心病、急性心肌梗死、脑梗死等疾病的恢复。但需要注意的是西洋参治疗冠心病需要在医生的指导下使用。

补益调养

(1)口渴乏力，取西洋参3～6克，枸杞子6克，开水冲泡，代茶饮用，不拘时服。

(2)自汗神疲、舌燥便干，取西洋参3～6克，麦冬6克，五味子3克，开水冲泡，代茶饮用，不拘时服。

(3)短气喘促，咳嗽痰少，或痰中带血，可用西洋参3克，麦冬6克，川贝母3克，开水冲泡，代茶饮用，不拘时服。

(4)心烦、多梦，可用西洋参3克，炙甘草3克，生地黄6克，开水冲泡，代茶饮用，不拘时服。

（5）脾胃虚弱、不思饮食，可用西洋参3克，大麦6克，山楂片3克，开水冲泡，代茶饮用，不拘时服。

（6）中暑，汗出，头身困重，可用西洋参3克，鲜西瓜皮30克，煎汤频服。

（7）消渴病（糖尿病），口渴多饮、身热心烦、倦怠乏力者，可用西洋参6克，麦冬9克，黄连3克，开水冲泡，代茶饮用，不拘时服。

小贴士

西洋参在治病健身方面虽有独到之处，但它也有禁忌证。中医学认为凡阳气不足、胃有寒湿者忌服。例如面色苍白、四肢浮肿、畏寒怕冷、心跳缓慢、食欲不振、恶心呕吐、腹痛腹胀、大便溏薄、舌苔白腻等患者，以及男子阳痿、早泄、滑精，女子性欲淡漠、痛经、闭经、带多如水者，均忌用西洋参。小儿发育迟缓、消化不良者，不宜服用西洋参。感冒咳嗽或急性感染有湿热者，也不宜服西洋参。西洋参与其他药物一样有不良反应。如有的人服用西洋参后，会出现畏寒、体温下降、食欲不振、腹痛腹泻等症状，也有的会发生痛经和经期延迟，还有的会发生过敏反应，上下肢呈现散在性大小不等的水泡，瘙痒异常，停药后，水泡可自行吸收消退。尽管如此，不少人依然认为西洋参的疗效比人参好，其实这是一种误解。虽然两者是同属植物，又均有补气作用，但药性方面毕竟有寒温之别，而且西洋参的药力不及人参，如对休克或低血压等治疗，仍以人参为佳。服用西洋参期间请勿饮茶，也勿吃萝卜，以免影响滋补作用。

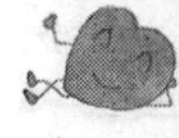

※党　参

党参为桔梗科植物党参的干燥根。党参可谓人参之“同党”，因其功效与人参近似，只是补益的力量较人参弱些而已。但党参产量较大，且价格低廉，常作为人参的代用品应用于临床，只是在用量上，要较人参大。现代医学研究证明：党参有降低心肌耗氧量的作用，有明显增加血中红细胞的作用，有保护胃黏膜和明显的抗溃疡作用，并有较明显的促进免疫功能作用。除此以外，还有抗缺氧、抗辐射、抗疲劳等作用。

党参是冠心病防治经常用到的中药。党参有增强心肌收缩力、增加心排血量、抗休克的作用。用党参的提取物给麻醉猫静脉注射能明显增加心排血量而不影响心率。对晚期失血性休克家兔静脉输注党参注射液，可使动脉压回升、动物生存时间延长。党参液对气虚血瘀型冠心病病人具有增强左心室功能的作用。冠心病患者口服党参液1周即可明显增加左心室收缩功能，增加心排血量，对心率无影响。

党参注射液静脉注射可对抗垂体后叶素引起的大鼠急性心肌缺血。党参水提醇沉物灌胃给药或党参注射液腹腔注射，对异丙肾上腺素引起的心肌缺血也有保护作用。结扎犬心脏冠状动脉左前降支造成急性心肌缺血，党参水煎醇沉液能显著降低心肌缺血犬左心室舒张终末压升高的绝对值。提示党参能较好地改善心肌的舒张功能，增加心肌的顺应性，使冠状动脉灌注阻力减少，有利于左心室心肌的血流供应，从而改善心肌缺血。

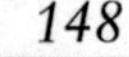

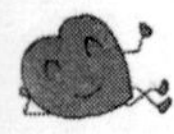

补益调养

(1)党参、黄芪各50克，母鸡1只，大枣5枚，生姜5片，共炖，熟后加盐、味精少许调味，吃肉饮汤，3～5日按上法服食1次，连用3～5次。对老年体弱、贫血、慢性内脏下垂(如子宫、肾、胃下垂和脱肛)，效果显著。

(2)党参30克，炒大米30克，加水4杯，煎至2茶杯，代茶饮(也可食米)，1服用2～4次。适用于中气虚弱，食欲不振，消化不良，慢性胃炎及胃、十二指肠溃疡等症。

(3)党参、枸杞子15克，浸于500毫升白酒或米酒中，1周后服，每次约10毫升，早、晚各1次。适用于神经衰弱和气血两虚等。

(4)党参15克，五味子9克，麦冬12克，每日早、晚2次煎服。可治冠心病，神经衰弱，心悸，气短等症。

※蜂　胶

蜂胶和蜂蜜及蜂王浆都是蜜蜂制造的天然物质，它最初被发现于蜂巢的入口处,因而得名。蜂胶是植物遗传物质与蜜蜂内分泌的复杂化合物。蜜蜂从植物新生枝嫩芽或花蕾处采集的树脂类物质,掺入其舌腺及蜡腺分泌物,经蜜蜂反复混合而成蜂胶。科学家研究发现蜂胶有明显的降血脂作用,对高脂血症有良好的治疗效用。指出蜂胶对高三酰甘油血症具有持续的、累进的使之降至正常水平的能力;对高胆固醇血症也有中等程度降低作用。所以,科学家给予蜂胶许多美称"最完美的天然广谱抗生物质""天然免疫增强剂""血管清道夫""天然抗氧化剂""二十世纪人类发现的最伟大的天然物质"等,主张将其用于冠心病的治疗。

※ 枸杞子

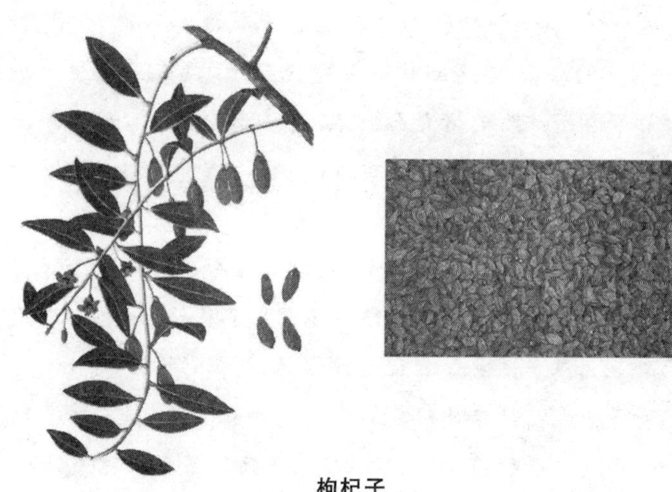

枸杞子

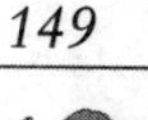

枸杞子全身都是宝,根、叶、花、茎都有保健价值。正如人们所说:"根茎与花实,收拾无弃物。"唐代著名诗人刘禹锡赋诗赞美说:"上品功能甘露味,还知一勺可延年。"在枸杞种植园,每当夏季来临,叶腋中生出淡紫色的小花,艳丽多姿。深秋时节,枝绿茂密,蔓条上缀满光闪闪、红彤彤、玲珑剔透、貌若樱桃、状似耳坠的果实,灿烂夺目,令人流连忘返。枸杞子用量为 10～15 克。现代医学研究认为:枸杞子对高脂血症、冠心病、糖尿病等有防治保健作用。冠心病患者可在医生的指导下适量食用。

补益调养

(1)用于肝肾阴虚、头晕目眩、视力减退、腰膝酸软、遗精滑泻、消渴等证。如杞菊地黄丸即以本品与菊花、地黄等同用。《古今录验方》以本品配伍干地黄、天冬，治肝肾阴虚之腰膝酸软、遗精；民间验方单用本品蒸熟嚼食，每次10克，每日2～3次，治干渴。

(2)用于阴虚劳嗽，可配伍麦冬、知母、贝母等养阴清肺化痰药同用。

(3)用于养肝明目，对肝肾不足、头晕目眩、视物模糊、瞳孔散大等证，常与菊花、熟地黄、山药配伍用。

小贴士

在宋朝时代，传说某日有位在朝使者奉命离京赴银川等地办事，在途中见一位娇柔婀娜，满头青丝年约十六、七岁的姑娘手执竹竿，口里嘀咕唠叨着在追打一个白发苍苍、弓腰驼背80—90岁的老头，老头前躲后藏很是可怜，使者见状便下马挡住那姑娘责问："此老者是你何人，你应尊敬老人，为何如此对待他？"那姑娘回答："这人是我的曾孙儿。"使者惊道："那你为何要打他呢？"答曰"家有良药他不肯服食，年纪轻轻就这样老态龙钟的，头发也白了，牙也掉光了，就因为这个……所以我才要教训他。"使者好奇的问道："你今年多少岁了？"姑娘应声说："我今年已有372岁了！"使者听后更加惊异，忙问："你是用什么方法得到高寿的呢？"姑娘说："我没有什么神秘方法，只是常年服用了一种叫枸杞子的药，据说可以使人与天地齐寿。"使者听罢，急忙记录了下来，并称为神仙服枸杞法。

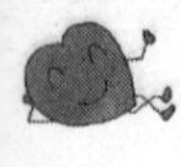

※白　术

白术是菊科植物白术的干燥根茎。白术早在《神农本草经》中就有收载，将其列为上品，当时称为"术"。产于浙江於潜(即今临安县)，称为"於术"，冬天采收的术，习惯上也称"冬术"，且质量较优。白术因主产于浙、赣、湘、鄂等地，被称为南方人参。

现代医学研究证明：白术有保肝利胆、保护胃黏膜的作用；有明显的利尿作用，可以增强人体的免疫功能，有抗肿瘤的作用；能有效降低脂质过氧化反应，增强机体清除自由基的能力，从而起到一定的抗衰老作用。

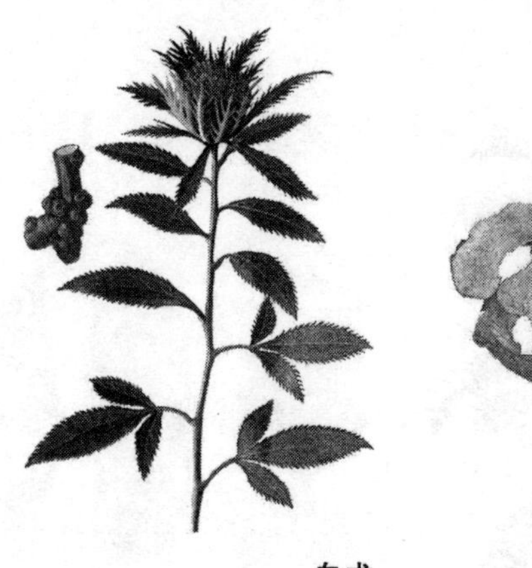

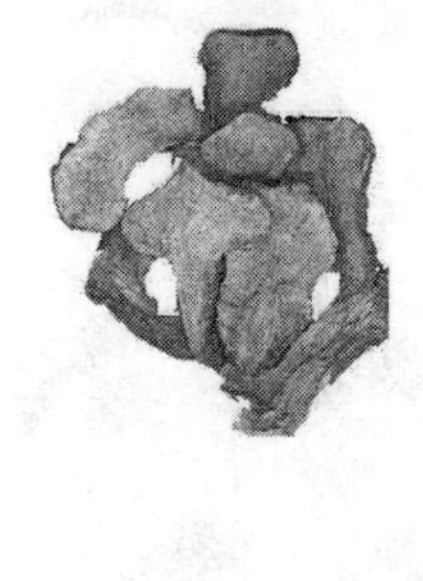

白术

中老年人当出现脾胃虚弱、中气不足、饮食欠佳、有时四肢乏力或自汗、腹胀、泄泻等症状时，就可以服用以白术为主的药物进行补益调养身体。白术一般用量为5～15克。注意口干舌燥、津液缺少的人不宜服用白术。

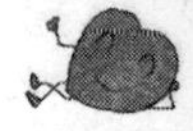

补益调养

(1)炒白术15克，炒枳壳9克。取鲜荷叶1张，洗净铺在笼屉上，将上述药物平摊于荷叶上方，再铺上1层纱布，纱布上放适量煮过的粳米和薏苡仁(30克)，上笼蒸熟。每日1剂，连服数日，可治食欲不振，消化不良，腹胀。

(2)白术130克，红参30克，加水约1 000毫升，浸泡过夜，煮沸后用文火煎1小时左右，滤出，再将浓汁熬成稠膏，加入适量蜂蜜，存入干净器皿中备用。每次服2匙，日服2次。用于滋补脾胃，少食胀满，营养不良等。

(3)脾虚泄泻、食少便溏、体倦乏力、浮肿者可用人参15克，白术30克，茯苓30克，甘草15克，水1 000毫升，文火煎1小时，每日代茶饮用。

(4)体虚自汗，反复感冒不愈者可用黄芪6克，防风6克，白术6克，每日开水冲泡代茶饮用。

(5)孕妇唇面苍白、体倦乏力、胎动不安者可用人参粉3克，白术粉6克，阿胶粉6克，每日开水冲服。

※黄　芪

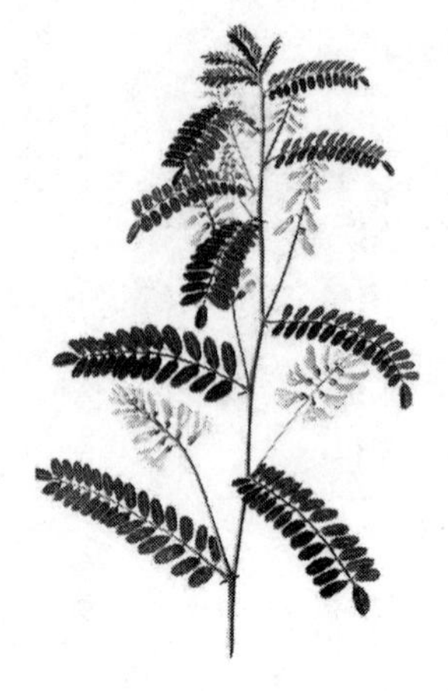
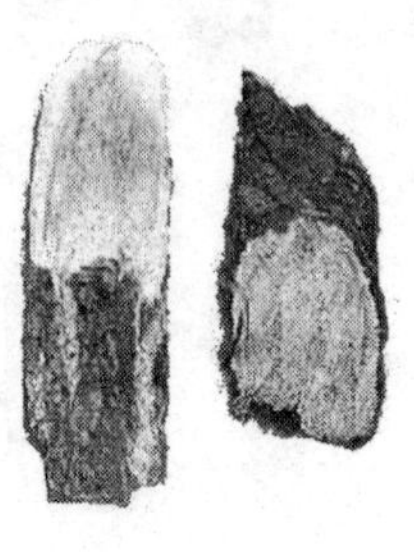

黄芪

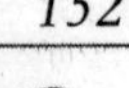

黄芪是中医补气要药。中医学认为，黄芪可补全身之气，还可生血、固表、升阳、生肌、止汗。中医临床多用于气虚体弱，行走气急，四肢无力，体虚多汗，脾胃虚弱，气虚脱肛，精神萎靡不振以及心悸等症。科技人员，尤其是妇女由于脾胃虚弱，经常头晕目眩，面色苍白，呼吸不畅，四肢发凉，服用黄芪最为适宜。若在冬令时节，体弱易患感冒的人，可用黄芪煎汤代茶饮，有防治感冒的作用。黄芪还被誉为"疮家圣药"，这是因为中医临床遇到气血不足的疮痈内陷，脓成不溃，或溃后脓水清稀，疮口久溃不敛时，可用黄芪配伍其他中药来治疗，有较好的疗效。

现代医学研究证明：黄芪（黄芪多糖）具有增强免疫功能的作用，有抗衰老及抗缺氧的作用，有显著的降压作用，并能扩张血管，对抗心肌缺血，其多糖有明显的保肝作用等。黄芪一般用量为 10～15 克，大剂量时可用 30～60 克。饮片黄芪分为炙与不炙 2 种，补气升阳多用炙黄芪，其他方面多为生用。

黄芪具有强心作用，使心脏收缩振幅增大，输出量增加，对中毒或疲劳衰竭心脏的作用更为明显。黄芪对缺糖缺氧条件下培养大鼠心肌细胞所致的乳酸脱氢酶及细胞病变有保护作用。在加有黄芪培养的心肌细胞内，细胞质中的线粒体和糖原颗粒丰富，而糖原颗粒是细胞的能量来源，因此，黄芪可因加强心肌细胞的能量代谢而加强其功能。黄芪多糖可对抗垂体后叶素引起的急性心肌缺血，对抗氯化钡诱发的大鼠心律失常和氯仿诱发的小鼠心室纤颤。

补益调养

(1)黄芪 50 克，老母鸡 1 只(洗净)共炖，熟后加适量调味品，食肉饮汤。适用于病后、产后身体虚弱等。

(2)黄芪 30 克，大枣 10 枚，瘦肉(猪、牛、羊肉均可)500 克，加调味品，共炖，食肉饮汤。适用于气血两虚、身体瘦弱和贫血等。

(3)黄芪 30 克，鲫鱼 1 条(150～200 克)，掏膛、洗净，放入大碗内，下黄芪，加水适量，放入调味品，蒸 2 小时左右，食鱼饮汤。适用于营养不良，肾炎浮肿，产后体弱等。

(4)体倦乏力、食少便溏、咳嗽气短者可参见人参、党参等配伍使用。

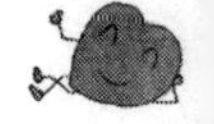

(5)脱肛、内脏脱垂、眼睑下垂者可用黄芪 9 克，柴胡 6 克，升麻 6 克开水冲泡，代茶饮用。

(6)糖尿病口干易渴者可用黄芪 9 克，天花粉 6 克，葛根 6 克开水冲泡，每日代茶饮用。

(7)面色苍白，血流不易止，皮下易瘀青者可用当归 3 克，黄芪 15 克开水冲泡，每日代茶饮用。

(8)久患咳喘、气短神疲者，可用紫菀 3 克，款冬花 3 克，苦杏仁 6 克，黄芪 6 克，开水冲泡，每日代茶饮用。

(9)平日易汗出不止，易患伤风感冒者，可用黄芪 6 克，防风 6 克，白术 6 克，开水冲泡每日代茶饮用。

(10)溃疡后期，创口难愈者可用黄芪 6 克，人参 6 克，当归 6 克，每日开水冲泡，代茶饮用。

(11)卒中后遗症，肌肤麻木、偏瘫者可用人参 6 克，黄芪 6 克，川芎 6 克，每日开水冲泡，代茶饮用。

小贴士

黄芪有很好的强心作用，可扩张冠状动脉，增加心肌营养性血流量，提高机体的抗氧化能力，升高冠心病患者血中超氧化物歧化酶(SOD)活性，从而减轻各种原因产生的氧自由基对心肌的损伤。黄芪还可明显提高冠心病患者红细胞钠泵的功能，使细胞内钠浓度降低，一方面可恢复红细胞功能，另一方面也有利于心肌细胞的营养代谢。临床常用于冠心病心气不足，以气短乏力为主症的患者。

※ 灵　芝

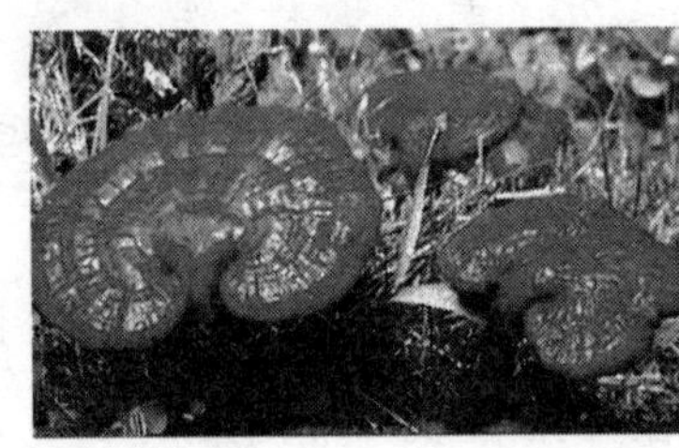

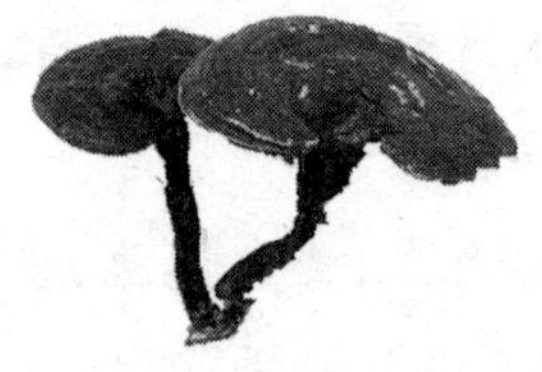

灵芝

灵芝是功效十分显著的药用真菌，自古被誉为“仙草”。传说秦始皇为求长生不老，派人到东海瀛洲采摘灵芝仙草。《神农本草经》把灵芝列为“上上药”，有“益心气”“安精魂”“好颜色”“补肝益气”和“不老延年”等功效。随着科学家对灵芝研究的不断深入，灵芝中的有效成分和药理作用也不断地被发现。

现代研究认为：灵芝对多种疾病尤其是冠心病有非常好的治疗作用，这是因为，灵芝能增强心脏功能，提高心肌对缺血的抵抗力；增加冠状动脉血流量，改善心肌微循环；抑制血小板聚集，防止血栓形成；抗氧化和清除氧自由基作用，减轻血管内细胞的损伤；调节血脂，减轻动脉粥样硬化的程度。临床治疗也发现灵芝制剂可缓解或减轻心绞痛症状，减少抗心绞痛药用量；令部分患者心电图的心肌缺血性变化好转或改善，且对心绞痛的症状疗效有一定的平行关系；灵芝制剂还具有调节血脂的作用，可不同程度地降低血清胆固醇、三酰甘油和低密度脂蛋白(LDL)，升高高密度脂蛋白(HDL);能降低全血黏稠度和血浆黏稠度,使心脑血管疾病时的血液流变学障碍得以改善。

补益调养

(1)灵芝10克,蜂蜜20克,灵芝加水400毫升,煎煮20分钟后,加入蜂蜜20克,温饮代茶,每日1剂,长期服用,具有补虚强身,安神定志之功效。

(2)灵芝6克,白糖适量。灵芝切成薄片,水煎2次,取头煎、2煎液合并,加入适量白糖。每日1剂,分早晚2次服完。能治癫痫、冠心病、神经衰弱等症。

(3)灵芝6克,茯苓10克,茶叶2克。将灵芝、茯苓粉碎,与茶叶混合,装入纱布小袋,每袋6克,用开水冲泡服用。每天冲服2～3袋,能祛除老年斑,并可预防感冒、降低血脂、通便。

(4)灵芝切成薄片,再磨成细粉。用温开水冲服或嚼服,每日3～4克,能治疗宫颈癌、子宫出血等症。

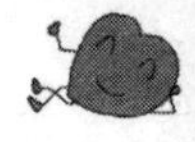

(5)灵芝50克,米酒500毫升。将灵芝切薄片,浸于米酒中,7～10天后即可服用,每日服2次,每日服20～30毫升。

(6)灵芝15克,大枣10枚,花生仁10克,粳米100克。灵芝切碎,水煮取汁,放入大枣、花生仁、粳米煨煮成稠粥,加入白糖后一次服完。长期服用,具有补气养血,健脾安神等功效,能治疗血小板减少症。

(7)灵芝10克,粳米100克,麦芽糖50克。切碎灵芝,头煎、2煎液合并,然后倒入粳米,熬煮成粥,服用时加入麦芽糖,分1～2次服用,能治疗肝炎,提高机体免疫能力。

※山　药

山药原名薯预,能补虚羸,除寒热邪气,补中益气,长肌润肤。山药可以入药,有防治动脉硬化和冠心病的作用。山药之所以对冠心病有治疗作有,主要在于其补而不滞,不热不燥,还能固肾益精的作用。除此之外,久服山药还能使人耳目聪明,延年益寿,美容增颜。现代医学研究发现山药富含果胶,食用后能减少肠道内致癌物对肠道的刺激,对预防消

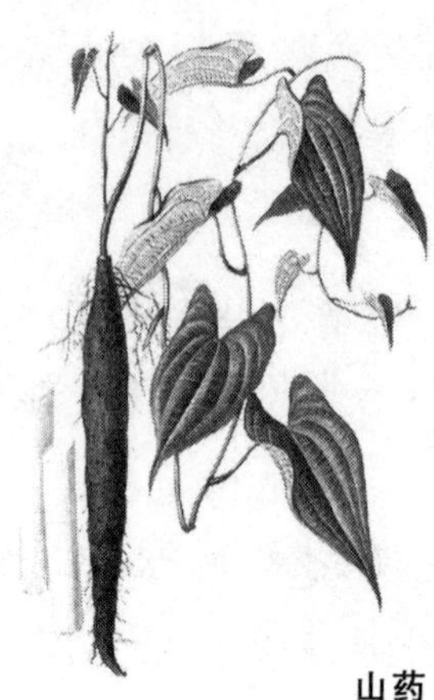
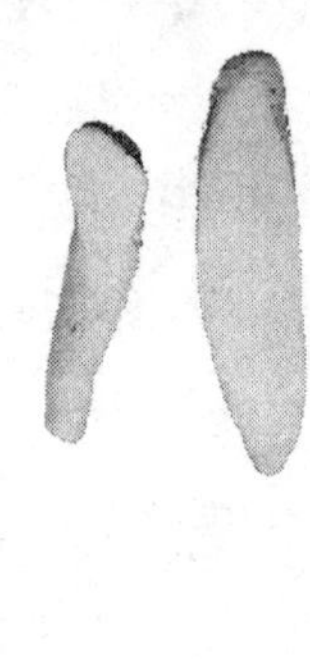

山药

化道肿瘤有利。临床实践已经确认可用山药扶正祛邪以防癌、抗癌，特别对预防消化道肿瘤和手术切除癌肿后预防复发有益，是冠心病患者调养保健的药食两用食物。

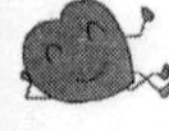

补益调养

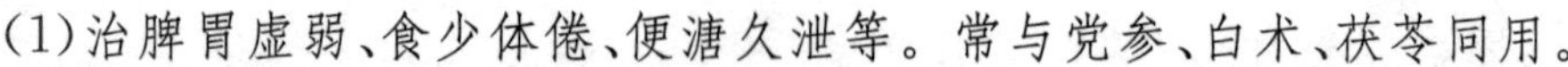

(1)治脾胃虚弱、食少体倦、便溏久泄等。常与党参、白术、茯苓同用。

(2)治肺肾阴虚、久咳气喘、午后低热、自汗等。常与党参、五味子同用。

(3)治肾气不足、遗精，带下，尿频等。常与莲子肉、芡实等同用。

(4)本品能补气养阴而止渴，可配伍黄芪、葛根、知母、天花粉等治消渴症。

(5)用量用法：煎服一般用10～30克，大量时用60～250克，研末吞服，每次6～10克。补阴宜生用，健脾止泻宜炒黄用。

小贴士

(1)食用山药一般无明显禁忌证，但因其有收敛作用，所以患感冒、大便燥结者及肠胃积滞者忌用。

(2)凡有湿热、实邪者忌用山药。湿热、实邪的症状为舌苔白腻或黄燥、头重、腹胀、红白痢疾等。

(3)山药宜去皮食用，以免产生麻、刺等异常口感。另外加工山药时最好戴上手套，因为山药皮可引起皮肤轻微过敏。如果加工时出现手发痒，只要把双手放进撒了盐或醋的温水中，一会儿就好了，或者直接把醋倒在过敏的地方就可以祛痒。

※大　枣

俗话说“五谷加红枣，胜似灵芝草”“一日食三枣，百岁不显老”。中医许多抗衰老方剂中也常用到大枣，由此可见大枣的作用是显而易见的，它对养生保健的作用不可低估，尤其是患有慢性疾病和冠心病的中老年人，更不可忽视大枣的保健作用。常用的医疗处方中，除了大枣外，还有养血的酸枣以及具有润肺和养胃功能的鲜蜜枣和金丝蜜枣。

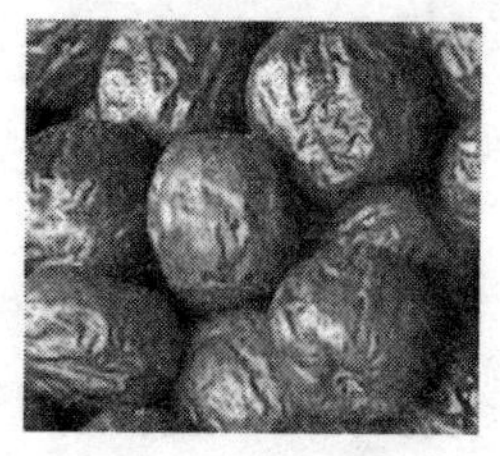

大枣

(1)大枣营养丰富，含有较多的维生素，有“天然维生素"之称，还含有蛋白质、脂肪、糖类、矿物质等营养。另外，鲜枣含维生素P也很多，柠檬是公认的含维生素P丰富的食品，但它与鲜枣比起来要逊色很多。每百克鲜枣中所含的蛋白质也几乎是鲜果类之冠。此外，它还含有铁、单宁、酒石酸等成分。

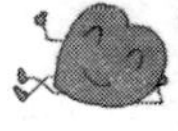

(2)大枣是中药里经常用到的，有增强肌力体质的作用，补血堪称第一。中医学认为大枣可以“补中气、滋脾土、润心肺、调营卫、缓阴血、生津液、悦颜色、通九窍、助十二经，为合百药”。

(3)大枣适宜于食少、便溏、气血亏损、津液不足、心悸怔忡、黄疸、咳嗽、维生素C缺乏症、冠心病、高血压病、血小板减少、过敏性紫癜、肝炎、水肿、自汗、肝硬化、失眠等患者食用。

补益调养

(1)大枣5枚，龙眼肉9克，红糖30克，水煎后，连汁、药，共同服下，每天1次，长期服食，可治疗贫血及过敏性紫癜。

(2)大枣6枚，鸡蛋1个，生姜4片，红糖30克，水煎后连汁、蛋服下，每天1次，连服15～30天，可治产后身体虚弱。

(3)大枣、鲜山药、糯米各适量，共煮粥食，长期服食，健脾养身。

(4)大枣5枚，芹菜根3个，煎汤服用，可以治疗高胆固醇血症。

(5)大枣膏：用鲜枣1 500克或干枣500克，去核，加水煮烂，熬成膏，再加红糖500克，搅拌均匀，每日早、晚各服1次，对于病后身体虚弱，很有补益作用。

(6)大枣宜虚弱者服食,健康人常食,亦非常相宜,尤其,大枣经济实惠,随手可得,大家应多善加利用大枣,可当消闲食品。

小贴士

大枣味甘而能助湿,食用不当或1次食用过多,可致脘腹痞闷、食欲不振。故有湿盛苔腻、脘腹胀满的人须忌用。女性月经期间,会出现眼肿或脚肿的现象,其实这就是中医所说的湿重的表现,这些人就不适合服食大枣,因为大枣味甜,多吃容易生痰生湿,水湿积于体内,水肿的情况就更严重。如果非经期有腹胀的女性,也不适合喝大枣水,以免生湿积滞,越喝肚子的胀风情况越无法改善。体质燥热者,也不适合在月经期间喝大枣水。

※麦 冬

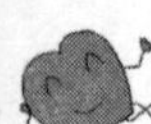

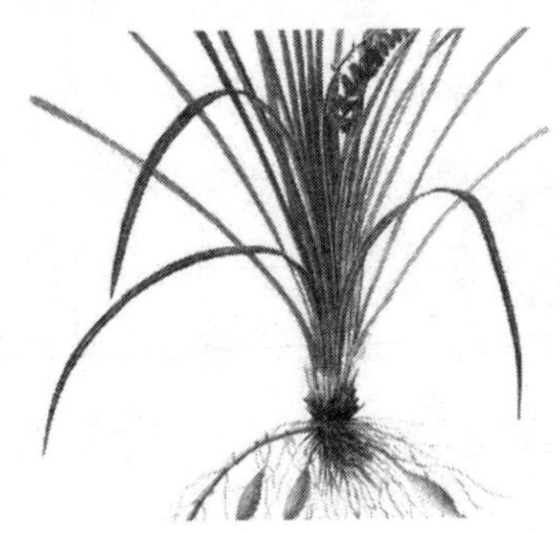

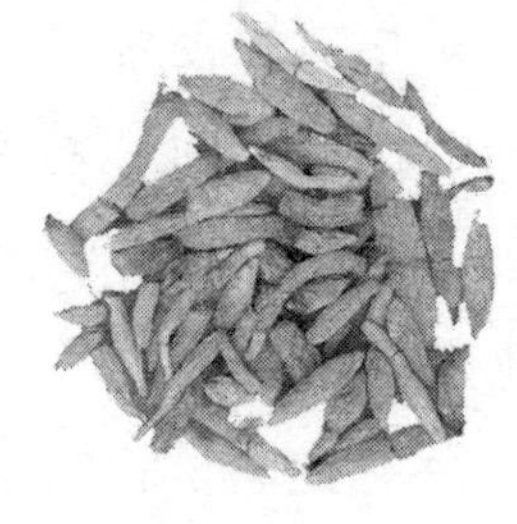

麦冬

麦冬为百合科植物麦冬的块根。夏季采挖,晒3～4天,堆积使其返潮,再晒干。麦冬首载于《神农本草经》,列为上品。麦,指这种植物的须根状似麦根。《神农本草经》载麦冬久服轻身不老不饥。古来即被推为复脉通心之剂。《备急千金要方》生脉散,以麦冬、人参、五味子成方,有益心气生血脉之效,可用于治疗冠心病、心绞痛及各种休克。《图经本草》以新麦冬捣绞和白蜜于银器中汤煮,搅动,待如饴糖状,温酒化服,认为有补中益心、悦颜色、安神益气、延年益寿之效。麦冬主产于我国浙江省和四川省，有杭麦冬、川麦冬之分，前者习称杭麦冬，质佳；后者称川麦冬，质量稍逊。麦冬以身干、个肥大、黄白色、半透明、质柔、有香气、嚼之发黏者为佳。

麦冬的性质、功能及用法。

(1)性味归经：甘、微苦，微寒。归肺、胃、心经。

(2)功用与临床应用：①养阴润肺。用于肺阴不足，而有燥热的干咳痰黏、劳热咳嗽等。②益胃生津。用于胃阴虚或热伤胃阴，口渴咽干，大便燥结等。③清心除烦。用于心阴虚及温病热邪扰及心营，心烦不眠，舌绛而干等。

(3)用法用量：煎服，10～15克。

补益调养

(1)滋阴、清热、利尿适用于虚劳烦热，热病伤津，便秘等症。麦冬炒菠菜。麦冬20克，菠菜250克，姜、葱、盐、味精、植物油各适量。麦冬用清水浸泡1夜、捶扁，除去内梗；菠菜洗净，切4厘米长的段；姜切丝，葱切段。将炒勺置武火烧热，加入植物油，六成热时，下入姜、葱爆香，随即下入菠菜，炒变色，加入麦冬，炒熟，加入盐，味精即成。

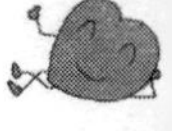

(2)养阴润燥、降逆止呕：适用于舌红口干，口渴引饮，或干呕呃逆，妊娠恶阻，或咳吐脓痰，舌红口干，或阴虚心悸，心烦，或为消渴，小便多等症。鲜麦冬汁、鲜生地黄汁各50毫升，薏苡仁15克，粳米50～100克，姜适量。先将薏苡仁、粳米煮粥，再下麦冬汁与生地黄汁，调匀煮成稀粥。干呕者入姜。空腹食，每天2次。体质虚寒，大便泄泻，外感风寒者忌用。

(3)用于体质虚弱、病后身体恢复：麦冬双米。嫩竹笋1根，麦冬15克，草鱼段250克，精制油、盐、味精、胡椒粉、葱花、干淀粉、水淀粉各适量，鸡蛋清半个。竹笋去壳切根冲洗一下，切成笋丝后改切成赤豆大小的笋米；麦冬用清水洗一下，放入锅中加水少许煮10分钟取下待用。草鱼肉剔去鱼皮和鱼骨，批切成大鱼片后再切成鱼丝，然后斩成赤豆大小的鱼米，将鱼米放入盛器内，加入精盐、味精、胡椒粉、鸡蛋清、干淀粉拌匀上浆。炒锅烧热，放入精制油，待油烧至五成热，下鱼米和笋米，用勺划散，待鱼米变色成熟时倒入漏勺沥油。锅内留底油，倒入麦冬和煎出的药汁，烧沸后倒入鱼米、笋米，加适量精盐、味精调味，烧至汤汁浓稠时淋入水淀粉勾芡，洒入葱花，即可出锅装盆。

小贴士

麦冬注射液给急性实验性心肌缺血犬静脉注射，有改善心脏血流动力学的作用；对实验性心肌梗死犬，有促进心肌损伤愈合和缩小梗死范围及坏死区域的作用。麦冬注射液合用小剂量硫酸镁可预防犬实验性急性心肌梗死后心律失常的发生，降低心肌耗氧量，增加心肌能量供给，限制心肌梗死范围。

※ 女贞子

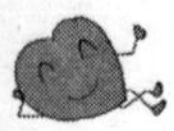

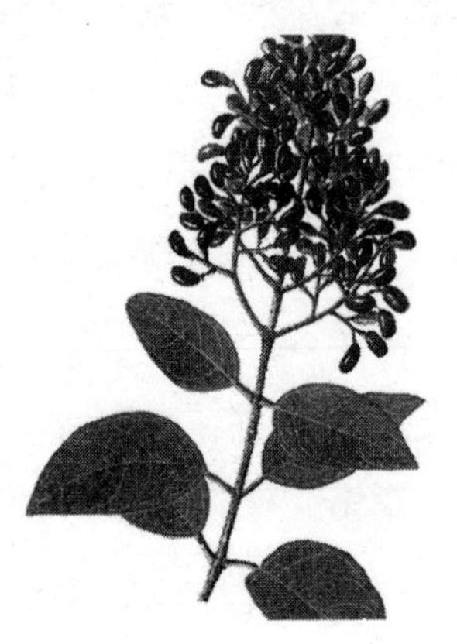

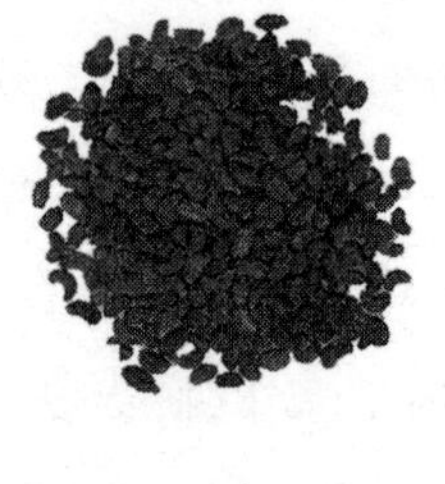

女贞子

女贞子为木犀科植物女贞的干燥成熟果实。女贞之名，首见于《神农本草经》。李时珍说，“此木凌冬青翠，有贞守之操，故以贞女状之”。《神农本草经》将女贞列为延年益寿的上品药物，可“主补中，安五脏，养精神，除百疾，久服肥健，轻身不老”。《本草蒙筌》中指出其“黑发乌须，强筋强力”的功效。临床多用于治疗肝肾虚证。如头晕目眩，腰酸耳鸣，遗精，须发早白，视力减退，目暗不明等症。

现代医学研究证明：女贞子可以增加实验动物的冠状动脉血流量，有降脂、降血糖、降低血液黏度的作用，有抗血栓和防治动脉粥样硬化的作用，对放化疗所引起的白细胞减少有升高作用，根据衰老的脂质过氧化学说，女贞子具有一定的抗衰老作用。女贞子一般用量：10～15 克。

补益调养

（1）用女贞子与菟丝子、枸杞子各 50 克，加低度（38 度）纯粮白酒，浸泡 2 周后，每日服 1 小杯（10～15 毫升）。可滋补肝肾，益精明目，止泻缩尿，乌须发，延年益寿。

（2）女贞子、墨旱莲、熟地黄、枸杞子各 15 克，水煎，早、晚服，连服半个月以上。可治肝肾阴血亏损引起的脱发。

（3）女贞子、炒决明子各 15 克，玄参、枸杞子各 18 克，水煎，每日服 2 次。对老年性便秘，久服效果好。

（4）女贞子、枸杞子、大枣各 15 克，水煎，每日服 2 次，连服 30 天，治疗因化疗引起的白细胞减少。

女贞子虽补而不腻，但性质寒凉，如脾胃虚寒泄泻及阳虚者，均忌服。

※丹　参

丹参味苦性微寒，入心经、心包经及肝经。功效活血祛瘀，凉血消痈，除烦安神。古人曾有“一味丹参，功同四物”的说法。临床广泛用于治疗冠心病心绞痛，是各种活血化瘀药中使用最多的药物。丹参对心血管系统的影响是多方面的。它能减少血小板聚集、抑制血栓形成及溶血栓，还可解除微血管痉挛。丹参还有轻度扩张冠状动脉及开放冠状动脉侧支循环的作用，能减小实验动物缺血时心肌梗死范围，清除自由基，减轻缺血和心肌再灌注时脂质过氧化物的损伤。临

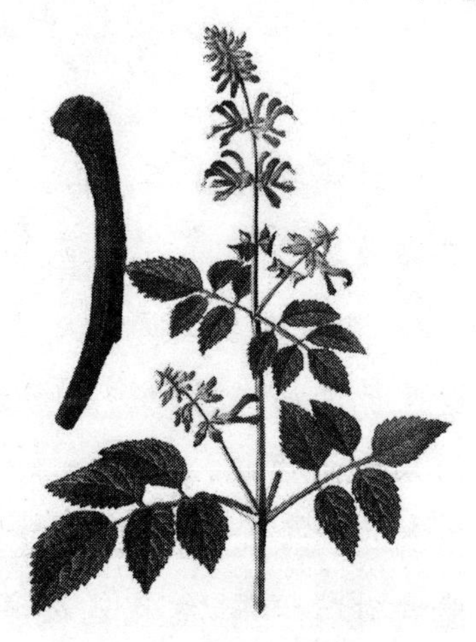

丹参

床常用于冠心病心血瘀阻，以面色、口唇、爪甲青紫为主症的患者。丹参对心血管的作用如下。

(1)强心：加强心肌收缩力、改善心脏功能，不增加心肌耗氧量。

(2)对血管的作用：扩张冠状动脉，增加心肌血流量；扩张外周血管，血流增加；脑血流量下降。

(3)抗血栓形成：提高纤溶酶活性；延长出、凝血时间；抑制血小板聚集(提高血小板内 cAMP 水平抑制 TXA2 合成)；改善血液流变学特性(血液黏稠度降低、红细胞电泳时间缩短)。

(4)改善微循环

※ 红　花

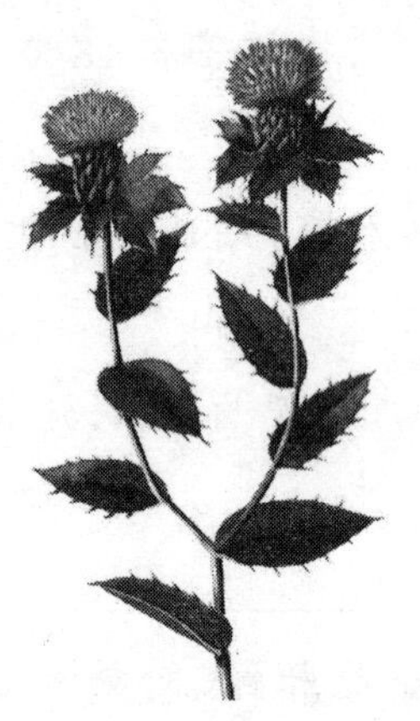
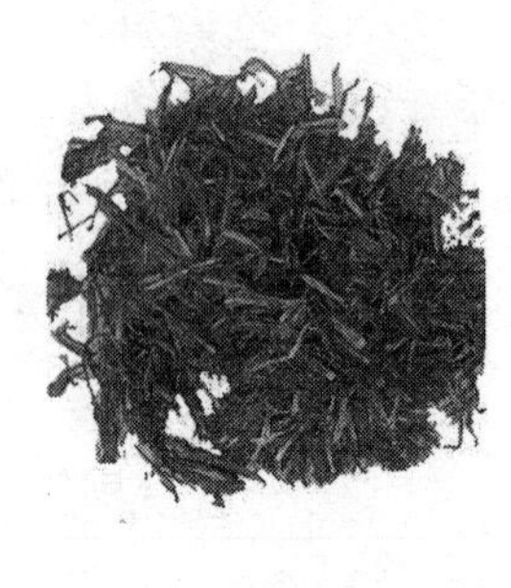

红花

红花味辛性微温，归心、肝经，具有活血祛瘀、通络消肿之功能。其主要有效成分是红花黄色素。红花具有强心作用，可以降低心肌耗氧量，能减小心肌梗死范围，抑制血小板聚集，并有一定的血管扩张作用，可以降低外周血管阻力。临床针对心血瘀阻证，常配伍使用川芎、红花类药以通经活血。

红花对实验性心肌缺血、心肌梗死或心律失常等动物模型均有不同程度的对抗作用，红花能改善缺血心肌氧的供求失调．动物实验表明：红花能使麻醉犬的心肌缺血程度减轻，急性冠状动脉闭塞后的梗死范围缩小，心率减慢，尤其对梗死的"边缘区"有明显的保护作用，可以挽救梗死边缘区濒危缺血心肌，并使心电图ST段抬高的幅度显著下降，这种有益作用可能与其降低心肌耗氧量有关。红花煎剂给大鼠或家兔腹腔注射，对垂体后叶素引起的心肌缺血有明显的保护作用；但给大鼠口服红花煎剂连续4天则无对抗作用。红花黄色素有改善微循环，对抗草乌碱引起的心律失常等作用。但亦有报告指出，红花水提取液则使麻醉犬心肌耗氧量稍有增加。

※葛 根

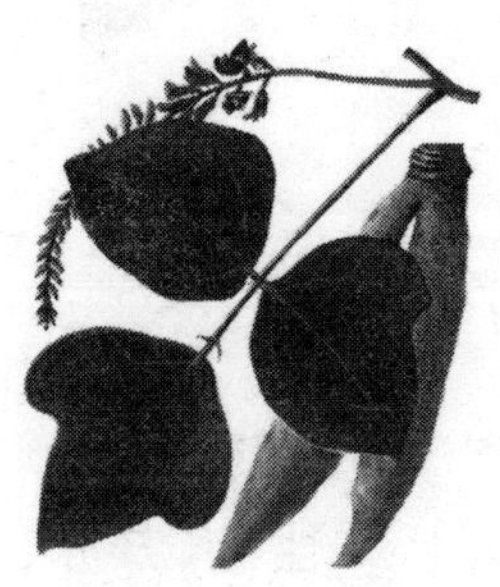
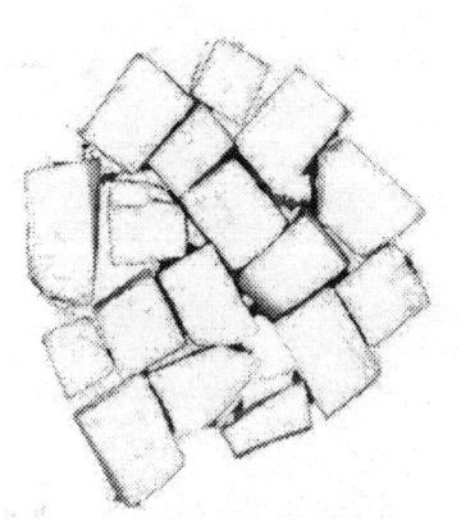

葛根

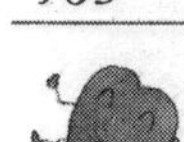

葛根味甘辛性凉，归脾、胃经。功能解肌退热，升阳透疹，生津止渴。葛根素具有扩张冠状动脉、降低血压等药理作用，是近年来临床上治疗冠心病心绞痛的常用药物，临床出现背痛或颈项不适也常配伍应用葛根。

葛根对循环系统的作用。葛根中提出的黄酮能增加脑及冠状血管血流量。麻醉犬颈内动脉注射葛根黄酮后，脑血流量增加，血管阻力相应降低，作用维持2～20分钟，如静脉注射，则脑血流量增加较轻，也不能解除肾上腺素及去甲肾上腺素收缩脑血管的作用，但对高血压动脉硬化病人则能改善脑循环，其作用温和。葛根黄酮及葛根酒浸膏注射于犬的冠状动脉及静脉，均能使冠状血管血流量增加，血管阻力降低。给大鼠腹腔及皮下注射葛根酒浸膏和腹腔注射其水煎剂及葛根中提出的结晶，对垂体后叶素所引起的心脏缺血反应均有保护作用，葛根水煎剂口服对高血压犬无明显的降压作用。

※当　归

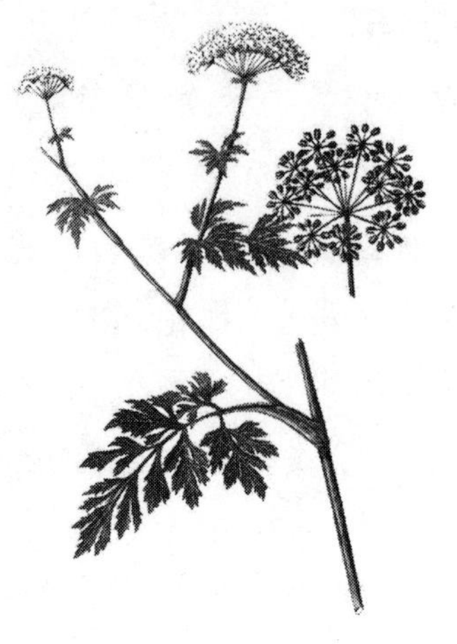
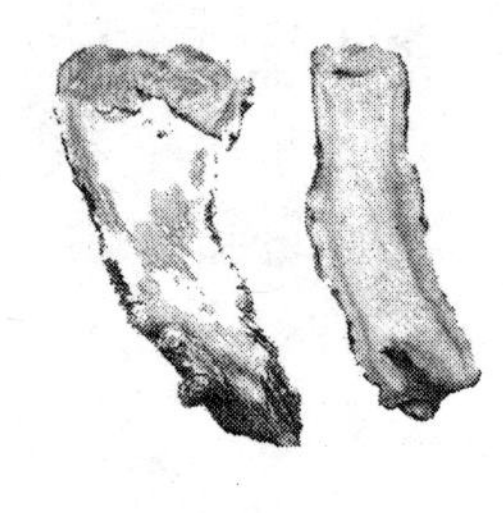

当归

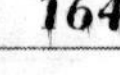
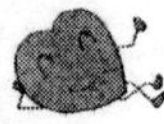

当归为伞形科植物当归的根，其味甘辛性温，归肝、心、脾经，具有补血和血、调经镇痛、润肠通便的功效。当归有降低血小板聚集及抗血栓作用，可对抗心肌缺血，显著增加冠状动脉血流量，降低心肌耗氧量；当归醇提取物类似奎尼丁，具有抗心律失常作用；当归对心脏有抑制作用，并可扩张外周血管，降低血压；当归可抗动脉粥样硬化，降低血脂，抗氧化，清除自由基；当归具有补血和血作用，临床也常在心脾两虚的冠心病中配伍使用，以补血养心。

当归对心脏的作用。蓝大鹤等报道，离体蟾蜍心脏灌流实验表明，当归煎剂或根及叶中所含挥发油可使心肌收缩频率明显受到抑制。张淑芳等以腹壁静脉给药，表明在体蟾蜍心脏多数出现完全性房室传导阻滞，心房收缩力明显减弱，以后逐渐恢复，频率减慢，但心室收缩力反而增强。魏连玑报道，当归流浸膏可以使兔离体心房不应期延长，对乙酰胆碱或电流引起的麻醉猫及犬心房纤颤有治疗作用，上述奎尼丁样作用的有效成分，主要存在于醚提取物中。另据江苏省中医研究所报道，当归流浸膏及醚提取物能降低心肌兴奋性，使不应期显著延长。

补益调养

(1)当归 24 克，黄芪 120 克，母鸡 1 只(掏空、洗净)，加调料，盐少许，共炖，饮汤食肉。适用于冠心病、产妇、病后及年老体弱者的滋补。

(2)当归、熟地黄各 10 克，大枣 10 枚，水煎，取汁饮，食大枣。适用于身体虚弱，面色萎黄，月经不调。

(3)当归 30 克，生姜 15 克，羊肉 250 克，共炖，熟后可加适当调料，饮汤食肉；用于血虚头晕，产后腰痛，身体虚寒，支气管炎，贫血、闭经等症。

注意：大肠滑泻、阴虚火旺和舌苔厚腻者，不宜服用当归。活血需用炒当归。

※枳　实

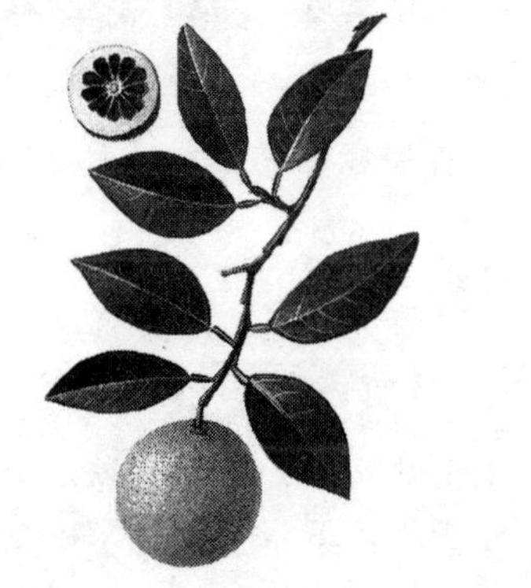
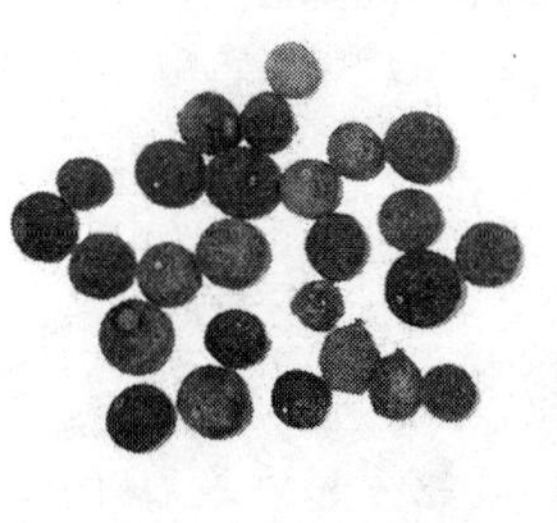

枳实

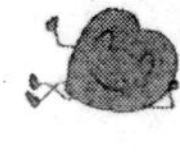

枳实，中药名。为芸香科植物酸橙及其栽培变种或甜橙的干燥幼果，主产于四川、江西、福建、江苏等地。5～6 月采摘或采集自落的果实，自中部横切为两半，晒干或低温干燥，较小者直接晒干或低温干燥。用时洗净、闷透，切薄片，干燥。生用或麸炒用。《药品化义》："枳实专泄胃实，开导坚结，故主中脘以治血分，疗脐腹间实满，消痰澼，祛停水，逐宿食，破结胸，通便闭，非此不能也。若皮肤作痒，因积血滞于中，不能营养肌表，若饮食不思，因脾郁结不能运化，皆取其辛散苦泻之力也。为血分中之气药，惟此称最。"

枳实本为理气药，味苦，性微寒，归脾、胃经，具有行气化痰，散结消痞之功效。枳实具有一定的强心作用，可用来治疗冠心病等引起的心力衰竭。枳实注射液具有升压、强心、利尿作用，能增加心、脑、肾血流量，可增强心肌的收缩力，明显改善心脏的射血能力，有较好的利尿作用。对皮肤和骨骼肌的血管则有收缩作用。针对临床冠心病患者所出现的心下痞满、食后脘腹胀闷之症，也常配伍应用枳实。

小贴士

有报告指出，枳实对脑、肾及冠状动脉血流量有影响；在比较显著地增加冠状动脉血流量的同时，心肌耗氧量略有增加但不明显，不与冠状动脉血流量的显著增加相平行；有较强和较持久的升压作用；有收缩周围血管、减少周围血液循环量，同时又有选择性地降低脑、肾及冠状动脉阻力，增加主要生命器官血流量的作用，而且有一定程度地缩小脾容积现象。在增加肾血流量的同时，尿量略有增加。枳实静脉给药后心率略有增加。异位心律失常现象，一般出现不多。而且有改善心肌代谢，加强心肌收缩功能及提高血压、增加脉压的作用。这些特点，对治疗心源性休克有一定意义。有研究证明，枳实注射液用于各种休克状态，具有较满意的升压抗休克疗效。其中的有效成分N-甲基酪胺较低浓度静脉灌注时，在不明显增快心率的情况下，可使冠状动脉血流量显著增加，冠状动脉阻力显著降低，同时使心肌的耗氧量降低；增加肾血流量，降低肾血管阻力，并且有显著的利尿效应。这些作用对于抗休克都是十分有利的。

※赤　芍

赤芍味苦，性微寒，归肝、脾经，具有清热凉血、活血祛瘀的功效，主要含有赤芍精、芍药苷、没食子酸。赤芍可使心率减慢，心搏出量减少，冠状动脉血流量增加，血压下降，抗心肌缺血。通过抑制凝血酶、抗纤溶酶原、抗血小板聚集等，发挥抗血栓作用，并具有抗动脉粥样硬化、清除自由基、降血糖等作用。赤芍养血和血，入络破血行瘀，《别录》言赤芍能

"通顺血脉,缓中,散恶血,逐贼血"。

赤芍对心血管系统的影响,赤芍(草芍药)煎剂对离体蟾蜍心脏和家兔在位心脏,小剂量(1∶0.5,0.05ml)轻度抑制,使心率减慢,搏出量减少;大剂量(1∶0.5,0.15ml)明显抑制,并有传导阻滞。血管灌流使蟾蜍心脏、后肢和离体兔耳血管轻度扩张。以0.2%赤芍注射液灌流大鼠离体心脏,使冠状动脉血流量增加28.4%。给麻醉犬动脉注射也使冠状动脉血流量增加,静脉注射除增加冠状动脉血流量外,也使外周血管阻力降低,血压下降;这些作用不受利血平预处理影响,可能为直接作用。给小鼠腹腔注射赤芍注射液,使心肌86Rb摄取量增加,表明使心肌营养血流量增加,此作用可被普萘洛尔抑制,表明与β受体有关。对大鼠烫伤后早期出现的心脏功能降低,赤芍注射液10克(生药)/千克灌胃,有一定缓解和改善作用。赤芍注射液1克/千克肌内注射,对实验性肺动脉高压兔有治疗和预防作用,使肺血管扩张、肺血流改善、肺动脉压降低,心排血量增加,心功能改善。赤芍注射液对肺源性心脏病患者也有扩张肺血管,降低肺动脉压和肺血管阻力,增加心排血量,改善右心功能和血液流变性等作用。

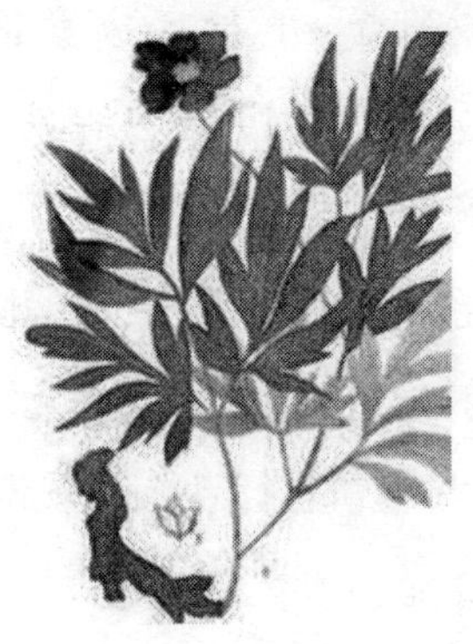

赤芍

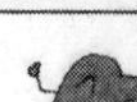

※川　芎

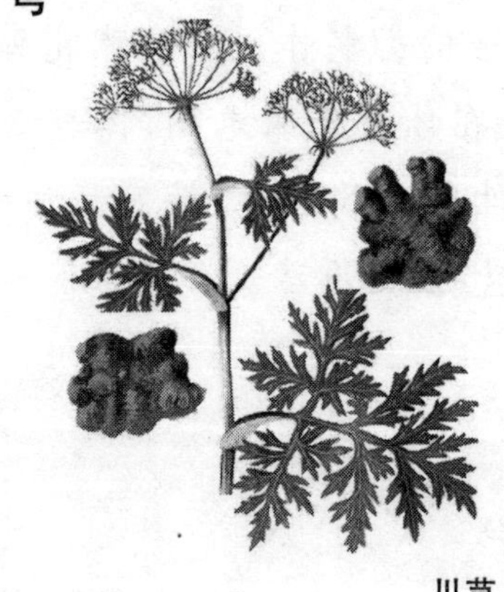

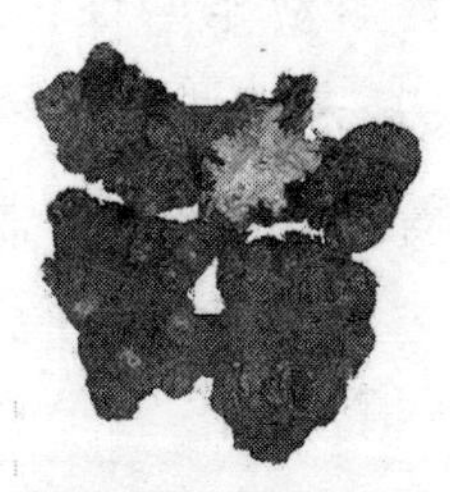

川芎

川芎，原名芎藭。一种中药植物，常用于活血行气，祛风止痛，主要栽培于四川、云南、贵州、广西、湖北等地。川芎辛温香燥，走而不守，既能行散，上行可达巅顶；又入血分，下行可达血海。活血祛瘀作用广泛，适宜瘀血阻滞各种病症；祛风止痛，效用甚佳，可治头风头痛、风湿痹痛等症。昔人谓川芎为血中之气药，殆言其寓辛散、解郁、通达、止痛等功能。本品辛温升散，凡阴虚阳亢及肝阳上亢者不宜应用；月经过多、孕妇亦忌用。川芎辛香行散，则行血而不破血，补血而不滞血，《本草汇言》谓"川芎，上行头目，下调经水，中开郁结，血中气药"，配伍组合，可除瘀血心痛。

实验证明，川芎提取物川芎嗪对离体豚鼠心脏有剂量依赖性抑制作用，但对心率影响不大。在缺氧前和缺氧时，川芎嗪对离体豚鼠心脏的作用是使心肌收缩性减弱、舒张功能下降、心率减慢。对整体动物川芎嗪有强心作用。给麻醉犬静脉滴注川芎嗪动物出现心率加快，心肌收缩力加强等作用，这些作用随剂量的增加而加强。给清醒高血压犬滴注川芎嗪也引起心率加快。川芎嗪 10 毫克/千克、20 毫克/千克和 30 毫克/千克静注能明显加快麻醉狗的心率，缩短其心电图 Q-T 间期，降低 ST 段；20 毫克/千克和 30 毫克/千克能使 T 波倒置或出现双相 T 波。但有实验表明川芎嗪 5～20 毫克/千克对麻醉开胸猫心功能无显著作用，40 毫克/千克可抑制心肌收缩，但心排血量、心脏指数和每搏指数未见下降，80 毫克/千克对心脏功能有显著抑制作用。川芎 320 微克/千克对培养乳鼠心肌细胞 Ca^{2+} 内流有显著的抑制作用。离体乳头肌变力效应观测、窦房结跨膜动作电位记录及在体希氏束电图、体表心电图变导作用的观察结果显示川芎嗪具有负性肌力效应、负性变频和变导作用，与维拉帕米（异搏定）的特性非常类似，推测川芎嗪可能为钙离子拮抗药。

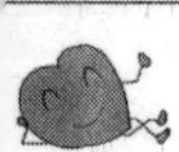

小贴士

药王孙思邈与川芎：那是在唐朝初年，药王孙思邈带着徒弟云游到了四川的青城山，披荆斩棘采集药材。一天，师徒二人累了，便在混无顶青松林内歇脚。忽见林中山涧边一只大雌鹤，正带着几只小鹤嬉戏。药王正看得出神，猛然听见几只小鹤惊叫，只见那只大雌鹤头颈低垂，双脚颤抖，不断哀鸣。药王当即明白，这只雌鹤患了急病。第二天清晨，天刚麻麻亮，药王师徒又到青松林。在离鹤巢不远的地方，巢内病鹤的呻吟声清晰可辨。又隔了一天，药王师徒再次到青松林，但白鹤巢里已听不到病鹤的呻吟了。抬头仰望，几只白鹤在空中翱翔，嘴里掉下一朵小白花，还有几片叶子，很像红萝卜的叶子。药王让徒弟捡起来保存好。几天过去了，雌鹤的身子竟已完全康复，率领小鹤们嬉戏如常了。药王观察到，白鹤爱去混无顶峭壁的古洞，那儿长着一片绿茵茵的绿草，花、叶都与往日白鹤嘴里掉下来的一样。药王本能地联想到，雌鹤的病愈与这种药有关。经过实验，他发现这种植物有活血通经、祛风止痛的作用，便让徒弟携此药下山，用它去为病人对症治病，果然灵验。药王兴奋地随口吟道;“青城天下幽，川西第二洞。仙鹤过往处，良药降苍穹。这药就叫‘川芎’！”“川芎”由此得名。

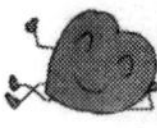

※瓜　蒌

瓜蒌味甘、微苦，性寒，归肺、胃、大肠经，具有清热涤痰、宽胸散结、润燥清肠的功效。瓜蒌具有扩张冠状动脉、抗心肌缺血、改善微循环、抑制血小板聚集、耐缺氧、抗心律失常等作用，并具有抗衰老作用。瓜蒌涤痰散结，宽胸理气，调畅血脉，通达阳气，故能除胸中痰浊，散胸中瘀阻，常与薤白相伍，因薤白苦降辛散，辛散则助阳气以行，苦降则涤痰散瘀，并下行通阳调气以止痛。2药相用，涤痰之中能通

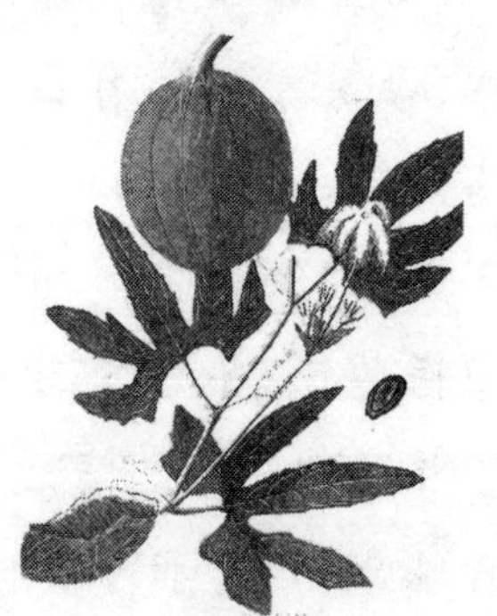

瓜蒌

阳，散瘀之中能通脉，走心窍而除痹症，兼疗痰中有瘀、瘀中有痰之胸痹（冠心病）。

※ 绞股蓝

绞股蓝，又名甘茶蔓、五叶参等，为葫芦科多年生藤本攀援植物绞股蓝的根茎或全草。绞股蓝味苦、性寒、无毒，具有降血脂、降血压、增加冠状动脉和脑血流量的功效，适用于治疗高脂血症、高血压病、冠心病、脑卒中、糖尿病、肥胖症等。民间多用于消炎解毒、止咳祛痰，夏季采其茎叶煎水可做成清凉饮料。

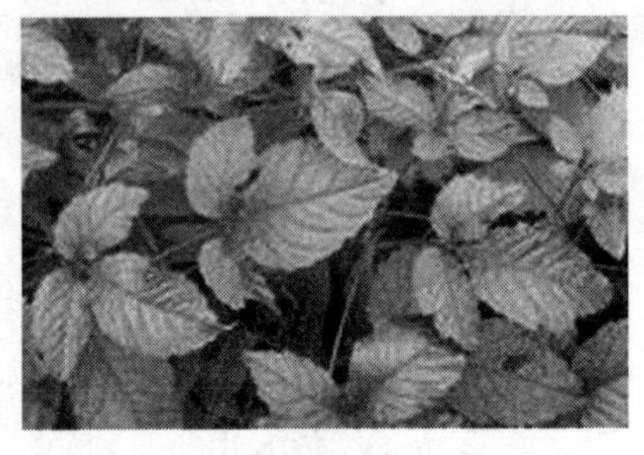

绞股蓝

《药学杂志》《国外医学》中记载：绞股蓝滋补强身，能双向性调节人体功能，增强体质，提高免疫力，调节血压、降血脂、降血糖、减肥，镇静安神、改善睡眠、治神经衰弱症；清热解毒，能清理体内毒素，抑制细胞癌变和杀灭癌细胞；增加人体细胞代传次数，延缓衰老。

※ 冬虫夏草

冬虫夏草的来源较为复杂，它是麦角菌科植物冬虫夏草菌，寄生在蝙蝠蛾科昆虫，蝙蝠蛾幼虫体内的干燥复合体。冬虫夏草是一味名贵中药，入药始于清代雍正年间。几百年来，被医家称为补虚圣药。清代吴仪洛的《本草从新》中，最早记述了冬虫夏草有“保肺益肾，止血化痰”的功效。中医临床，用于虚劳咯血，阳痿遗精，腰膝酸软，盗汗，病后久虚不复等。现代临床，常用于冠心病、肺结核、慢性支气管炎及支气管哮喘，慢性活动性肝炎、慢性肾炎及肿瘤的治疗。冬虫夏草以它奇特的疗效，与人参、鹿

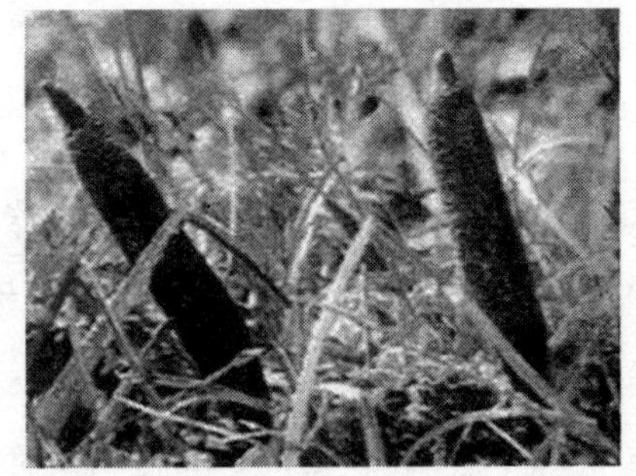

冬虫夏草

茸，并列为3大补品之一而驰名中外。现代医学研究证明：冬虫夏草有显著促进血及升高血小板的作用，可提高机体免疫功能，有抗心肌缺氧、抗心律失常、抗肾衰竭的作用，能明显扩张支气管，并有拟性激素样等作用。冬虫夏草一般用量：3～9克（如煎汤药，应在药渣中将冬虫夏草挑出，嚼碎服下为宜）。

补益调养

(1)冬虫夏草6～10克，水煎，食虫饮汁。适用于心悸失眠，增强体质。

(2)冬虫夏草25克，鲜胎盘1个，炖熟，可适当加一点调味品，分4次服，2日内服完。适用于多种虚损的补益。

(3)虫草鸭：老鸭1只，除去内脏，洗净，往膛内填入冬虫夏草10个，加调料，蒸烂食用。适用于糖尿病，病后体虚，贫血，盗汗，结核患者的滋补调养（无鸭用鸡，也可）。

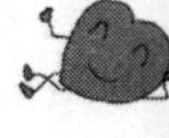

(4)取冬虫夏草5～10克，白糖或冰糖，龙眼肉、核桃仁、枸杞子、大枣、黑芝麻适量，加水蒸熟后，隔日服1次，连服1周，隔1周再服，若在冬前服用，则不畏风寒，不易生病。

(5)用冬虫夏草泡酒，每日小饮1杯，开嚼服冬虫夏草2枚，对下肢冷痛或肌肉萎缩有效。

冬虫夏草有一股特殊的腥臭味。用一般的炖汤、煎煮、研粉冲服等方法，有的病人难以下咽，对于这样的病人，不妨将冬虫夏草做成胶囊一试。

五、冠心病患者施行药补要慎用人参

不少冠心病患者认为人参能改善心脏功能。其实冠心病患者服用人参并非完全有益。冠心病常见于中老年人，主要病理变化是胆固醇及其他脂质沉积于冠状动脉及其他动脉壁上，引起管腔狭窄、血栓形成甚至闭塞而危及生命。因此，调整脂质代谢，即促使脂肪分解，是治疗动脉粥样硬化的重要措施之一。而研究人员发现，人参含有一种肽类物质，具有抗脂肪分解的作用，不利于动脉粥样硬化的康复。此外，人参中的

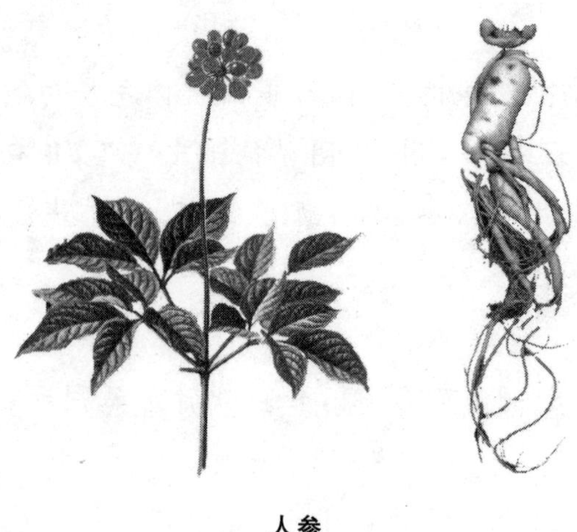

人参

天冬氨酸、精氨酸等氨基酸也都具有抗脂肪分解的特性。若长期服用人参，会使动脉壁上的脂类物质增加，加重动脉粥样硬化的程度。因此，高血压病、动脉硬化，尤其是冠心病患者不宜长期服用人参。即使对于气血虚弱、阳气不足型的冠心病患者的治疗也要在医生的指导下服用。

六、冠心病患者急救宜选的中成药

冠心病患者心前区突然出现发作性或持续性绞痛、憋气、胸闷、或脉搏不齐等症状，并常伴有面色苍白、呼吸困难、情绪恐惧、出冷汗等症。此时，可选用苏冰滴丸或冠心苏合香丸。这两种药是缓解冠心病急性发作的备急良药，2～5 分钟就发挥药效。但这两种丸药是急救治标之品，不宜长服，以免耗伤元气，当心绞痛发作的次数减少或消失后，则应改用其他药物。阴虚阳亢者，或兼有高血压的冠心病患者如果久服，会加重口干舌燥、咽痛、烦躁等症状，个别高血压患者血压有升高加剧之弊。冠心苏合丸的使用方法为：在心绞痛急性发作时将冠心苏合丸 1～2 粒放在舌面上含化或咬碎吞咽，即可在半小时内收效，起效时间虽较硝酸甘油片迟些，但持续作用的时间较长。如果患者近来心绞痛发作较频繁，也可每日 3 次连续使用冠心苏合丸或复方丹参片，疗程的长短视病情轻重而定。

七、冠心病患者如何选用中成药

血瘀胸痛冠心病患者宜选的中成药：血瘀胸痛为主的冠心病患者胸痛如针刺，频频发作，疼痛固定在某处，多见于慢性冠状动脉供血不足，并伴有心绞痛的患者。可用丹参舒心片或丹参片，这两种成药都是由活血化瘀药丹参组成，具有扩张冠状动脉、增加冠状动脉血流量及改善微循环的作用，并能改善心脏功能，促进心肌细胞的修复；也可选用冠心片，其中的丹参、川芎、红花、降香、赤芍具有活血化瘀，改善冠状动脉供血，防止血栓形成的功效。

气滞胸闷冠心病宜选的中成药：气滞胸闷为主的冠心病患者胸闷不舒时轻时重，并伴有胸闷彻痛的症状。可用理气宽胸的瓜蒌片，它有增强冠状动脉血流量和心肌收缩的作用。气滞兼有血瘀的冠心病患者可用由丹参、三七、冰片组成的复方丹参片，或用由参三七、赤芍、佛手、泽泻等组成的冠芍片。这两种药都有活血化瘀、理气止痛、扩张冠状动脉、增加冠状动脉血流量的作用。

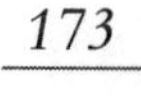

冠心病患者对于中成药的具体选用，可参照下面的组成、主治与功效进行。

※ 心灵丸

组成：人参、水牛角、麝角(代)、牛黄、熊胆(代)、蟾酥、珍珠、冰片、三七。

功效：活血化瘀，益气强心，定心安神。

主治：冠心病，心绞痛，心功能不全，心律失常及高脂血症、高血压，以及其他心脏病的胸闷、心悸、气促、眩晕等症。

用法：舌下含化或咀嚼后咽服，成人每次2粒，每日1～3次，也可在临睡前或发病时含服。

注意事项：心脏传导阻滞者应遵医嘱服用，个别病例有轻度的恶心眩晕，可自行消失。体质虚寒者不宜服用。孕妇忌服。

※ 心痛丸

组成：沉香、檀香、乳香、冰片等。

功效：辛温芳香，温通血脉。

主治：冠心病，心绞痛。

用法：心绞痛发作时嚼服3～6克。

※ 活心丸

组成：麝香（代）、蟾酥、人参浸膏、灵芝浸膏、牛黄、冰片、附子、红花、熊胆（代）、珍珠。

功效：活血化瘀，益气强心。

主治：心血瘀阻、心气亏虚所致的心绞痛、心肌缺血等症，胸痛彻背，胸背刺痛，胸闷气短，心悸，面色苍白，四肢厥冷，舌质暗，苔白，脉沉细涩。

用法：口服，每次1～2丸，每日1～3次。

注意事项：孕妇、妇女经期慎服。

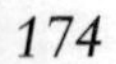

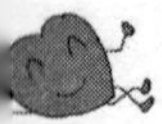

※ 益心丸

组成：人参、麝香（代）、牛黄、蟾酥、熊胆（代）、珍珠、冰片、三七等。

功效：益气强心，芳香开窍，活血化瘀。

主治：冠心病，心绞痛，胸闷，心悸气促，心肌缺血，心律失常，心功能不全。

用法：舌下含服或吞服，每次1～2丸，每日1～2次。

注意事项：服后有口苦、舌麻木感，稍有甘味，长期服用无明显不适。孕妇忌服，月经期慎用。

※ 苏心丸

组成：人参、麝香（代）、冰片、肉桂、蟾酥、苏合香酯、牛黄。

功效：芳香温通，益气强心。

主治：冠心病胸阳不振兼心气虚者，胸痛彻背，背痛彻心，胸中闷塞，感寒痛甚，或每于受寒而诱发，心悸怔忡，气短乏力，倦怠神疲，舌淡紫，苔白，脉沉细。

用法：心痛发作之际口服2粒，或1～2粒口服，每日3次，连服3周。

※ **冠心膏**

组成：丹参、川芎、当归、红花、没药、丁香、乳香、降香、樟脑、甲苯麝香、薄荷脑、盐酸苯海拉明、冰片。

功效：活血化瘀，行气止痛。

主治：冠心病，心绞痛，症见心胸闷痛绞痛，痛处固定，甚则胸痛彻背，胸闷心悸，面唇晦暗，舌紫暗，脉弦涩。

用法：外用，贴于膻中、心俞及虚里穴(每次任选 2 穴)，各贴 1 片，隔 12～24 小时更换。

注意事项：孕妇及对胶布过敏者慎用。有出血性疾病及出血倾向者慎用。

※ **活心丹**

组成：人参、牛黄、熊胆、麝香。

功效：清心安神，镇静开窍。

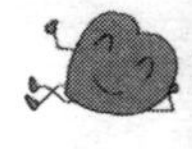

主治：血瘀气机虚滞之冠心病心绞痛，心肌缺血，心律失常，心功能不全。

用法：口服，每次 1～2 丸，每日 1～3 次。

※ **定心丹**

组成：貂心、朱砂、茯苓、琥珀、生地黄、牡丹皮、天冬。

功效：补心安神。

主治：冠心病，风湿性心脏病，心律失常，心力衰竭。

用法：口服，每次 1 丸，早、晚各 1 次。

注意事项：孕妇忌服。

※ **营心丹**

组成：人参、牛黄、蟾酥、冰片。

功效：养心通脉，镇静安神。

主治：心肌缺血所致冠心病、心绞痛，心阴虚引起的胸闷、心悸。

用法：口服，每次 2 粒，每日 2～3 次，6～8 周为 1 个疗程。

注意事项：服用本品前停服其他抗心绞痛药物。

※ 环心丹

组成：三七、人参、珍珠、麝香(代)等。

功效：活血化瘀，通透脉络。

主治：冠心病心绞痛、心肌梗死以及可疑冠心病，心律失常。

用法：口服，每次1～2粒，每日3次。急性发作时，嚼碎含化，每次3粒。

注意事项：在发热、哮喘发作、出血期间及孕妇禁用。

※ 舒冠片

组成：制何首乌、川芎、黄精、红花、淫羊藿、五灵脂、丹参。

功效：养阴活血，益气温阳。

主治：冠心病，心绞痛，动脉粥样硬化，高脂血症及抗血栓形成等。

用法：口服，每次6片，每日3次。

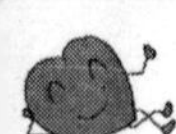

※ 健心片

组成：毛冬青、三七、红花、丹参、豨莶草、降香、冰片。

功效：活血、止痛。

主治：冠心病心绞痛、动脉硬化属气滞血瘀者。

用法：口服，每次4～6片，每日3次。

注意事项：孕妇忌用。

※ 冠脉宁

组成：丹参、鸡血藤、延胡索、血竭、乳香、没药、桃仁、红花、当归、何首乌、黄精等。

功效：活血化瘀，行气止痛，宁心养阴。

主治：心血瘀阻型冠心病、心绞痛，胸部刺痛，固定不移，入夜更甚，心悸不宁，舌质紫暗，脉沉弦。

用法：口服，每次3片，每日3次，或遵医嘱，20天为1个疗程。

注意事项：孕妇忌用。

※ 冠脉片

组成：葛根、陈皮、野菊花、海金沙、去氧胆酸。

功效：增加冠状动脉血流量，降低冠状动脉阻力。

主治：冠状动脉粥样硬化，心肌梗死，心绞痛，高血压。

用法：口服，每次5片，每日3次。

※ 心宁片

组成：丹参、槐花、川芎、三七、红花、降香、赤芍。

功效：理气止痛，活血化瘀。

主治：冠心病、心绞痛证属心血瘀阻者，胸闷心悸，心痛如刺，痛引肩背内臂，唇舌紫暗，脉细涩或结代。

用法：口服，每次6～8片，每日3次。

注意事项：孕妇忌服。对月经过多及出血性疾病者慎用。

※ 脉络通

组成：郁金、人参、黄连、三七、安息香、檀香、琥珀、降香、甘松、木香、石菖蒲、丹参、麦冬、钩藤、黄芩、夏枯草、槐花、甘草、珍珠、冰片、朱砂、牛黄。

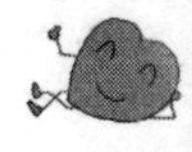

功效：通脉活络，行气化瘀。

主治：血瘀气滞、心脉瘀阻型冠心病心绞痛，症见心胸刺痛或绞痛，痛引肩背，胸闷憋气，舌质紫暗或有瘀斑，脉沉而涩。并可防治高血压及脑血管意外。

用法：口服，每次4片，每日2～3次。

注意事项：孕妇忌服。

※ 冠心静

组成：丹参、赤芍、红花、三七、人参、苏合香、冰片。

功效：活血化瘀，益气通脉。

主治：冠心病、心绞痛，陈旧性心肌梗死，动脉硬化，心律失常等。

用法：口服，每次4片，每日3次。

注意事项：患出血性疾病者慎用。

※ 救尔心

组成：三七、丹参、川芎油、红花、泽泻、刺五加干膏。

功效:活血化瘀,补虚强壮。

主治:冠状动脉供血不足之冠心病、心绞痛。

用法:口服,每次5粒,每日2次,1个月为1个疗程,一般需连续3个疗程。

※ 生脉饮

组成:人参、麦冬、五味子。

功效:益气复脉,养阴生津。

主治:冠心病气阴两虚型,症见心悸气短,脉微自汗。无论在冠心病的稳定阶段,以及急性心肌梗死、心源性休克、心律失常等危重时期均有较好疗效。

用法:口服,每次10毫升,每日3次。

※ 救心油

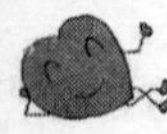

组成:苏合香、冰片、樟脑、檀香、木香、乳香、沉香、薄荷脑、麝香(代)、茶油、石蜡。

功效:芳香开窍,理气止痛。

主治:心绞痛,痰厥昏迷。

用法:外用,涂搽鼻前区人中穴,深呼吸。必要时可口服,每次3～5滴。

注意事项:孕妇忌用。

※ 冠心片

组成:丹参、赤芍、红花、川芎、降香。

功效:活血化瘀,理气止痛。

主治:冠心病心绞痛,胸部刺痛,心悸失眠,胸闷憋气,乏力,以及脑血栓等。

用法:口服,每次5片,每日3次,1年为1个疗程。

※ 苏合香丸

组成:苏合香、木香、丁香、沉香、香附、麝香(代)、檀香、安息香、冰片、荜茇、朱砂、水牛角、白术、煨诃子。

功效：通窍顺气，祛风化痰。

主治：冠心病心绞痛，以及中风痰心窍所致的突然神志不清，牙关紧闭，口眼㖞斜，半身不遂。

用法：口服，每次1丸，每日2次。

※ 苏冰滴丸

组成：苏合香、冰片。

功效：芳香开窍，理气止痛。

主治：冠心病胸闷、心绞痛、心肌梗死。

用法：口服，每次2～4粒，每日3次。发病时即可吞服或含服。

注意事项：如心绞痛发作，汗出不止，为虚证勿用。有胃病者当慎用。

※ 乐脉颗粒

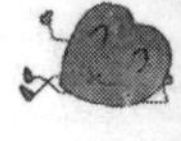

组成：丹参、川芎、红花、山楂等。

功效：行气活血，化瘀解郁，养血通脉。

主治：动脉硬化，急慢性心脑血管疾病，脑血栓，脑出血，多发性梗死痴呆，冠心病，高血压，以及气滞血瘀所致的胸痛，胸闷，气短心悸，头痛眩晕，心烦失眠，抑郁健忘，肢冷麻木，月经不调，痛经等。

用法：口服，每次1～2袋，每日3次。

※ 冠心冲剂

组成：丹参、赤芍、川芎等。

功效：活血止痛，解郁通络。

主治：冠心病，心绞痛。

用法：开水冲服，每次15克，每日3次。

※ 脉安冲剂

组成：山楂、麦芽。

功效：消食健胃。

主治：消化不良，冠心病，动脉粥样硬化症，高脂血症。

用法：口服，每次1袋，每日2～3次。

※ **救心金丹**

组成：麝香（代）、牛黄、珍珠、三七、人参。

功效：强心开窍，活血止痛。

主治：冠心病引起的心绞痛，胸闷、气促、心悸、心功能不全。

用法：舌下含服或口服，每次1～2粒，每日2次或疼痛时立即含服。

注意事项：疼痛消失后停药，不宜常服久服，以免耗气伤阴。孕妇忌服。

※ **茶色素片**

组成：茶色素、茶多酚。

功效：利湿健脾，提神醒脑，降低血脂。

主治：预防和治疗高血压、冠心病、高脂血症等。

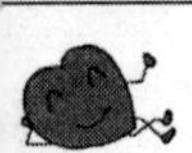

用法：口服，每次4片，每日3次。

注意事项：失眠者不宜服用。

※ **杜仲叶片**

组成：松脂素二糖苷、京尼平苷酸、绿原酸。

功效：调节血压、血脂，保护心脑血管。

主治：预防和治疗高血压、冠心病、高脂血症。

用法：口服，每次4片，每日3次。

注意事项：失眠者不宜服用。

※ **解心痛片**

组成：瓜蒌、香附、淫羊藿。

功效：宽胸理气，通脉止痛。

主治：冠心病，心绞痛，症见胸闷重，心胸隐痛，痰多气短，倦怠乏力，口黏，苔白腻或白滑，脉弦滑。

用法：口服，每次6～8片，每日3次。

※ **冠脉通片**

组成：枸杞子、何首乌、淫羊藿、红花、石菖蒲、丹参、桑寄生、冰片。

功效：活血化瘀，芳香开窍，补益肝肾。

主治：肝肾不足，痰瘀阻络之冠心病，表现为心胸疼痛时作，心悸气短，胸闷不舒，腰膝酸软，头晕耳鸣，倦怠乏力，舌质暗，苔白腻，脉沉弦细或结代。

用法：口服，每次 6 片，每日 3 次。

注意事项：孕妇忌用。体实痰热痹阻者忌用。

※ 心可舒片

组成：山楂、丹参、葛根、三七、木香。

功效：活血化瘀，舒心降压。

主治：冠状动脉供血不足，心功能不全引起的高血压冠心病。

用法：口服，每次 4 片，每日 3 次。

注意事项：心阳虚患者不宜服用。

※ 毛冬青片

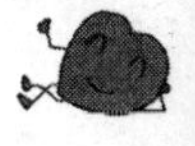

组成：毛冬青提取物。

功效：清热解毒，活血通络，止痛。

主治：冠心病，血栓闭塞性脉管炎，中心性视网膜炎，脑血栓。

用法：口服，每次 4～5 片，每日 2 次。

※ 心益好片

组成：琉璃草、路路通、蟾酥、生晒参、三七、牙皂、冰片等。

功效：活血化瘀，行气开窍，消肿止痛，健脾益气。

主治：冠心病心绞痛。

用法：口服，每次 3 片，每日 3 次，饭后服用。心绞痛发作时，可临时将药片嚼后，舌下含服片刻吞下，一般 4 周为 1 个疗程。

※ 舒心宁片

组成：赤芍、当归、薤白、降香、川芎、远志、炙甘草、丹参、石菖蒲、红花、太子参、瓜蒌皮。

功效：活血消瘀，行气止痛。

主治：冠心病，高血压，高胆固醇血症。

用法：口服，每次 5～6 片，每日 3 次。

※ 保心宁片

组成：丹参干浸膏、当归干浸膏、枳壳干浸膏、三七。

功效：活血化瘀，行气止痛。

主治：心绞痛，心律失常，心胸隐痛或刺痛，胸闷脘痞，舌质暗，苔薄，脉弦涩。

用法：口服，每次 3～6 片，每日 3 次。

※ 正心泰片

组成：黄芪、葛根、槲寄生、丹参、山楂、川芎。

功效：补气活血，通脉益肾。

主治：冠心病、心绞痛表现为气虚血瘀或兼肾虚证候者，胸痛，胸闷，心悸，乏力，眩晕，腰膝酸软等。

用法：口服，每次 4 片，每日 3 次。

※ 心脑Ⅰ号

组成：黄杨科植物中国黄木质提取的一种生物碱。

功效：行气活血，祛瘀通络。

主治：冠心病，心绞痛，心肌梗死，高血压。

用法：口服，每次 1～2 片，每日 2 次，1 个月为 1 个疗程。

※ 益康胶囊

组成：人参、田七、灵芝、黄芪、天花粉。

功效：健脑强身，扶正固本。

主治：冠心病，心绞痛，心律失常，甲状腺功能减退，慢性肝炎，老年性慢性支气管炎。

用法：口服，每次 2 粒，每日 3 次。

※ 心元胶囊

组成：何首乌、丹参、三七等。

功效：补肾养心，活血化瘀，益气养阴，宁心安神，调补五脏。

主治：冠心病，心肌缺血，高脂血症，心律失常，心力衰竭，急性心肌梗死，改善胸痛、胸闷、心悸、气短、头晕、倦怠、腰酸、目眩、耳鸣等症状。

用法：口服，每次3～4粒，每日3次，或遵医嘱。

※ 心痛宁滴丸

组成：肉桂、川芎、醋炙香附。

功效：温经活血，理气止痛。

主治：寒凝气滞，心脉瘀阻所致冠心病，症见猝然心胸疼痛，痛处固定，每遇寒而作，形寒，手足不温，舌暗或有瘀斑，舌苔色白者。

用法：舌下含服，每次3～9丸，每日3次，急性发作时12～18丸。

注意事项：孕妇慎用。本品温通辛散，阴血亏虚者不宜用。

※ 丹田降脂丸

组成：丹参、田七、人参、何首乌、川芎、当归、泽泻、黄精等。

功效：活血化瘀。

主治：高脂血症，动脉硬化，冠心病等。

用法：口服，每次1～2克，每日2次。

注意事项：发热、外感时慎用。

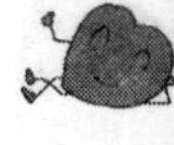

※ 速效救心丸

组成：川芎、冰片等。

功效：芳香开窍，活血化瘀。

主治：血脉瘀阻型冠心病心绞痛，胸闷，憋气，心前区刺痛。

用法：含服，每次4～6粒，每日3次。急性发作时服10～15粒。

※ 冠心苏合丸

组成：朱砂、苏合香油、冰片、制乳香、檀香、木香。

功效：通脉止痛。

主治：气滞寒凝所致之冠心病，心胸憋闷疼痛，手足发冷。

用法：口服，每次1粒，每日1～3次，也可于临睡前或发病时服用。

注意事项：热郁神昏、气虚津伤者禁用。孕妇忌服。

※ 血府逐瘀丸

组成：柴胡、当归、地黄、赤芍、红花、桃仁、枳壳、甘草、川芎、牛膝、桔梗。

功效：活血化瘀，行气止痛。

主治：瘀血内阻型冠心病，胸痛或头痛，内热瘩闷，失眠多梦，心悸怔忡，急躁善怒。

用法：口服，每次6克，每日2次。

注意事项：孕妇忌服。忌食辛冷食物。

※ 抗栓保心丸

组成：丹参、白芍、刺五加、郁金、山楂等。

功效：活血化瘀，益气止痛，降脂抗栓。

主治：冠心病引起的胸闷、心绞痛，高脂血症，高血压，动脉硬化，心律失常等。

用法：口服，每次3～4片，每日2次，饭后服。

※ 通脉养心丸

组成：地黄、鸡血藤、制何首乌、阿胶、麦冬、龟甲（醋制）、党参、桂枝、大枣、五味子、甘草。

功效：养心补血，通脉止痛。

主治：心绞痛、心肌梗死及心房纤颤，症属心血不足，心气不振者。

用法：口服，每次40粒，每日1～2次。

※ 熊胆(代)救心丹

组成：熊胆（代）、蟾酥、冰片、麝香（代）、人参、珍珠、牛黄、猪胆膏、水牛角浓缩粉。

功效：强心益气，芳香开窍。

主治：心气不足所致的冠心病，胸部隐痛阵作，胸闷气短、心悸，动则益甚，倦怠乏力，神疲自汗，面色苍白等。

用法：口服，每次2粒，每日3次。

注意事项：小儿及孕妇忌服。本品含有强心有毒药物，按医嘱服用，不宜擅自加量。本品气香味苦，服后口舌有麻辣感。忌食辛辣之物。

※ 冠心丹参片

组成：丹参、三七、降香油。

功效:活血化瘀,理气止痛。

主治:冠心病,胸闷,胸痛,痛有定处,心悸气短,舌暗红或有瘀点瘀斑,脉弦紧或涩。

用法:口服,每次3片,每日3次。

注意事项:孕妇忌服。月经期及出血性疾病者慎用。

※ 复方丹参片

组成:丹参浸膏、三七、冰片。

功效:活血化瘀,芳香开窍,理气止痛。

主治:冠心病心绞痛、心肌梗死及高血压病,胸闷短气,四肢逆冷,舌质青紫,或舌有瘀斑,脉沉涩。

用法:口服,每次3片,每日3次。

※ 愈风宁心片

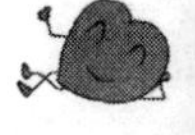

组成:葛根。

功效:解痉止痛,增强脑及冠状动脉血流量。

主治:冠心病,心绞痛,症见胸部刺痛,心悸失眠,胸闷憋气,乏力,以及高血压头晕,头痛,颈项疼痛,神经性头痛,早期突发性耳聋等症。

用法:口服,每次5片,每日3次。

注意事项:本品不可过量服用,以免反致头晕、心慌。

※ 活血通脉片

组成:鸡血藤、红花、丹参、三七、郁金、桃仁、枸杞子、人参、黄精、赤芍、降香、川芎、陈皮、木香、石菖蒲、麦冬、冰片。

功效:活血通脉,强心镇痛。

主治:冠状动脉硬化引起的心绞痛,胸闷气短,心气不足,瘀血疼痛。

用法:口服,普通片每次5片,糖衣片每次8片,均为每日3～4次。

注意事项:孕妇忌服。

※ 通心络胶囊

组成:人参、水蛭、全蝎、土鳖虫、蜈蚣、蝉蜕、赤芍、冰片。

功效:益气活血,通络止痛。

主治：冠心病、心绞痛症属心气虚乏，血瘀络阻者，胸部憋闷、刺痛、绞痛，固定不移，气短乏力，心悸自汗，舌质紫暗或有瘀斑，脉细涩或结代等。

用法：口服，每次 4 粒，每日 3 次。

注意事项：①服药胃部不适，宜改为饭后服。②个别患者用药后可出现胃部不适或胃痛，停药后症状即消失。③出血性疾病、孕妇及妇女经期禁用。

※ 山海丹胶囊

组成：人参、三七、山羊血、海藻、灵芝、葛根等。

功效：益气养血，活血化瘀，宣通脉络。

主治：各型冠心病，以及气血瘀滞所致的脑血管疾病、糖尿病、肺心病等。

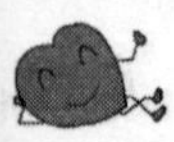

用法：口服，每次 4～5 粒，每日 3 次，饭后半小时服用，连服 3 个月为 1 个疗程。

注意事项：服用本品，部分患者有口干现象，可适当增加饮水量。

※ 康尔心胶囊

组成：人参、丹参。

功效：益气活血，滋阴补肾。

主治：冠心病，脑血栓，高血压，高脂血症，神经官能症，头痛，头晕，缺血性卒中，更年期综合征，神经衰弱，失眠，糖尿病等。

用法：口服，每次 4 粒，每日 3 次。

※ 保心宁胶囊

组成：丹参、三七、当归、枳壳、生姜等。

功效：活血化瘀，行气止痛。

主治：心绞痛，心律失常，改善冠心病症状等。

用法：口服，每次 2～4 粒，每日 3 次。

※ 心可宁胶囊

组成：丹参、人工牛黄、三七、红花、冰片、蟾酥、人参须、水牛角浓缩粉。

功效：开窍醒神，活血散瘀。

主治：冠心病，心绞痛，胸闷，心悸，眩晕，头痛等。

用法：口服，每次2粒，每日3次。

注意事项：感冒发热时勿服。

※ 心痛康胶囊

组成：白芍、红参、淫羊藿、北山楂等。

功效：益气活血，温阳养阴，散结止痛。

主治：气滞血瘀型冠心病，心前区刺痛或闷痛，痛有定处，心悸气短或兼有神疲自汗，咽干心烦。

用法：口服，每次3～4粒，每日3次。

注意事项：凡肝火亢盛或虚阳上亢而头晕胀痛者慎用，服药期间不宜饮酒和食用辛辣之品。

※ 益心口服液

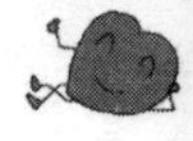

组成：麦冬、五味子、当归、人参、石菖蒲等。

功效：益气、养阴，通脉。

主治：心气虚、气阴两虚型冠心病。

用法：口服，每次20毫升，每日3次，4周为1个疗程。

注意事项：阳虚、有内热实火者禁用。

※ 心通口服液

组成：黄芪、麦冬、葛根、丹参、海藻等。

功效：益气养阴，软坚化痰。

主治：气阴两虚，痰瘀交阻型冠心病心绞痛，症见心痛心悸，胸闷气短，心烦乏力。

用法：口服，每次2支，每日2～3次。

注意事项：如服后有泛酸者，可于饭后服用，孕妇禁用。

※ 利脑心胶囊

组成：川芎、丹参、酸枣仁、地龙、远志等。

功效：扩张血管，调节循环，改善血流。

主治:冠心病,心绞痛,脑动脉硬化,脑血栓,心律失常,心胸区酸痛,冠状动脉供血不足等。

用法:口服,每次4粒,每日3次。

※ 脑心通胶囊

组成:黄芪、乳香、全蝎、地龙、桃仁、红花、丹参等。

功效:益气活血,化瘀通络,醒脑开窍。

主治:冠心病引起的胸痛、胸闷、心悸气短。卒中所致的偏瘫,肢体乏力,麻木,颤抖,口眼㖞斜,舌强语蹇,口角流涎,痴呆,二便失禁。高脂血症、动脉硬化及由供血不足引起的头痛、头晕,记忆力减退,脑萎缩等,并可预防心脑血管病、动脉硬化等。

用法:口服,每次4粒,每日3次。

注意事项:孕妇禁用。

※ 麝香(代)心脑乐片

组成:麝香(代)、人参皂苷、三七、丹参、淫羊藿等。

功效:活血化瘀,通络止痛,芳香开窍。

主治:瘀血阻络所致的冠心病,心绞痛,心律失常,脑血栓后遗症等。

用法:口服,每次2～4片,每日3次。

注意事项:孕妇慎服。

※ 冠心苏合滴丸

组成:苏合香、冰片、制乳香、檀香、木香。

功效:理气宽胸,止痛。

主治:心绞痛,症见猝然心痛如绞,心痛彻背,或背痛彻心,胸闷憋气,甚则手足不温,冷汗自出,舌苔白,脉沉紧。

用法:滴丸剂,含服或口服,每次10～15丸,每日3次,或遵医嘱;胶囊剂,含服或咽服,每次2粒,每日1～3次,也可临睡前或发病时服用。

注意事项:孕妇禁用。对本品有过敏反应者忌用。本品对消化道黏膜有刺激,宜饭后服用,溃疡病者慎用。本品辛温,久服易伤阴耗气,不宜长期服用。

※ **复方丹参滴丸**

组成：丹参、三七、冰片。

功效：活血化瘀，理气止痛。

主治：气滞血瘀型冠心病。可用于心绞痛的预防和急救。

用法：口服或舌下含服，每次10粒，每日3次，4周为1个疗程，或遵医嘱。

注意事项：孕妇忌服。

※ **益心通脉颗粒**

组成：黄芪、川芎、郁金等。

功效：益气养阴，活血化瘀。

主治：冠心病稳定型心绞痛。

用法：口服，每次1袋，每日3次。

注意事项：个别患者出现胃部不适，宜改为饭后服。出血性疾病、孕妇及妇女经期慎用。

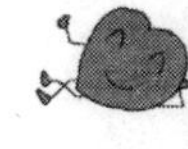

※ **益心复脉冲剂**

组成：生晒参、黄芪、麦冬、五味子、川芎、丹参。

功效：益气养阴，活血化瘀。

主治：冠心病，胸中闷痛，或阵发性绞痛，或隐隐然闷痛，痛处固定，每于劳作后发作，伴有心悸气短，动则汗出，舌质暗淡，苔薄白，脉结代或弦而有力。

用法：口服，每次1袋，每日3次。

注意事项：痰多，舌红苔腻者慎用。

※ **心脑舒通胶囊**

组成：蒺藜草提取物。

功效：解郁止痛，活血通痹。

主治：缺血性心脑血管疾病，见于冠心病、心绞痛、脑血栓所致的肢瘫失语等。

用法：口服，每次2～3粒，每日3次，饭后服用。连续服药21天，间隔4天,总疗程为2～3个月。

※ **丹参舒心胶囊**

组成:丹参提取物。

功效:祛瘀止痛,活血通络,清心除烦。

主治:冠心病、心绞痛,心肌梗死,缺血性脑血管病,血栓闭塞性脉管炎、血栓性脑梗死,动脉粥样硬化症。

用法:口服,每次2粒,每日3次,1个月为1个疗程。长期服用每次1粒,每日3次。

注意事项:①本品不宜与含藜芦的药同用。②本品不宜用于出血性卒中。③本品不良反应极少,偶见头晕、心悸、恶心、皮疹等,停药后即可消失。④长期服用者,每月应测1次血液黏度,以免血液黏度过低,出现出血倾向。

※ **心脑宁口服液**

组成:银杏叶、天麻等。

功效:活血通脉,益肾养肝。

主治:冠心病,心绞痛,心肌缺血,陈旧性心肌梗死,心电图异常,高脂血症,缺血性脑血管疾病,脑功能障碍和老年性痴呆及其伴发的心悸,耳鸣,眩晕,头痛,四肢麻木等。

用法:口服,每次10毫升,每日3次。

※ **心舒静吸入药**

组成:石菖蒲、川芎、丁香、零陵香、砂仁、冰片、檀香、藿香、麝香(代)。

功效:芳香通窍,理气止痛。

主治:心绞痛、心肌梗死,症见心胸憋闷疼痛,脘腹胀满,形寒,手足不温,舌苔薄白,脉弦紧。

用法:旋出外套,将内管上孔放在鼻孔处,吸入,每日数次,或在呼吸不畅或心绞痛时吸入。

注意事项:孕妇慎用。本品辛香温散,不宜久用。心肌梗死患者应配合其他药物的治疗。

※ 血栓心脉宁胶囊

组成:川芎、麝香、人工牛黄、蟾酥、水蛭等。

功效:开窍醒神,活血化瘀。

主治:冠心病,心绞痛,脑血栓等症。

用法:口服,每次4粒,每日3次。

注意事项:孕妇忌服。

※ 地奥心血康胶囊

组成:黄山药总皂苷。

功效:活血化瘀,宣痹通阳,行气止痛,补益调气。

主治:冠心病心绞痛,心肌缺血,心律失常,高血压,高脂血症等心血管疾病,以及瘀血内阻之胸痹,眩晕,胸闷,心悸,气短等症。

用法:口服,每次1~2粒,每日3次,饭后温开水送服。首次使用本品的患者,最初15~30天按每次2粒,每日3次,待病情好转后再按每次1粒,每日3次,连续服用,2个月为1个疗程。

注意事项:本品基本无不良反应,极少数患者空腹服用时出现胃肠道反应。

※ 益气复脉口服液

组成:红参、麦冬、北五味子等。

功效:益气复脉,养阴生津。

主治:气阴两亏,心悸气短,脉微自汗,冠心病,心绞痛和衰老等症。

用法:口服,每次10~20毫升,每日2次。

※ 心痛舒宁口服液

组成:附子、薏苡仁、淫羊藿、黄芪、丹参、降香、白芍等。

功效:益气、温阳、活血。

主治:冠心病气虚血瘀型兼胸阳不足者,胸闷,心前区闷痛或刺痛,牵及肩背,畏寒肢冷,自汗乏力,神疲,心悸气短,舌淡胖或紫黯,脉虚弱或沉细。

用法：口服，每次 10 毫升，每日 3～4 次，4 周为 1 个疗程。

※ 云南花粉田七口服液

组成：荞麦花粉、田三七、蜂蜜。

功效：降血脂，活血化瘀止痛。

主治：冠心病属瘀血阻络者，心前区刺痛，甚则放射肩背，胸闷憋气，夜卧睡眠时憋醒，或有心悸气短，舌暗，脉细涩。

用法：口服，每次 10～20 毫升，每日 2～3 次。

八、冠心病患者艾灸保健方法

艾灸疗法是使用艾绒制成的艾炷、艾卷，点燃后，在身体相应的穴位上施行熏灸，以温热性刺激，通过经络腧穴的作用，以达到治病防病目的的一种方法。艾灸产生于我国远古时代，因为它的作用机制和针刺疗法有相近之处，并且与针疗有相辅相成的治疗作用，通常针、灸并用，故称为针灸。针灸治病在国内外有着深远的影响，但现代人说针灸，多数时候仅指针疗，已经很少包含艾灸的内容了。

我们说艾灸是一种神奇的疗法，因为它对冠心病治疗确有很多不同凡响之处，用中医的话说，它有温阳补气、温经通络、消瘀散结、补中益气的作用。所以，艾灸目前得到许多冠心病患者的重视，况且由于其操作使用方便，易于为一般人群接受，已成为一种大众所喜爱的治疗方法。

※ 间接灸疗法(图 6-1)

间接灸是用药物将艾炷与施灸腧穴部位的皮肤隔开，进行施灸的方法。如生姜间隔灸、隔蒜灸等。

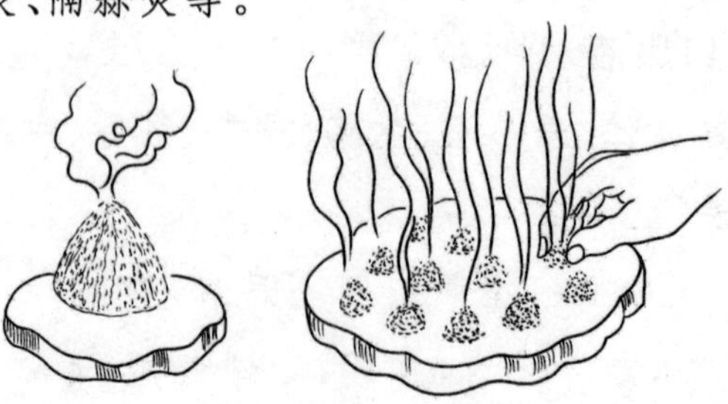

图 6-1 间接灸疗法

(1)隔姜灸:用鲜姜切成直径为2～3厘米、厚0.2～0.3厘米的薄片,中间以针刺数孔,然后将姜片置于应灸的腧穴部位或患处,再将艾炷放在姜片上点燃施灸。当艾炷燃尽,再易炷施灸。灸完所规定的炷数,以使皮肤红润而不起疱为度。常用于因受寒而致的呕吐、腹痛、腹泻及风寒痹痛等。

(2)隔蒜灸:用鲜大蒜头,切成厚0.2～0.3厘米的薄片,中间以针刺数孔,然后置于应灸腧穴或患处,然后将艾炷放在蒜片上,点燃施灸。待艾炷燃尽,易炷再灸,直至灸完规定的炷数。此法多用于治疗瘰疬、肺结核及初期的肿疡等症。

※ 艾卷灸疗法

(1)温和灸(图6-2):施灸时将艾条的一端点燃,对准应灸的腧穴部位或患处,距皮肤2～3厘米,进行熏烤。熏烤使患者局部有温热感而无灼痛为宜,一般每处灸5～7分钟,至皮肤红晕为度。对于昏厥、局部知觉迟钝的患者,医者可将中、示两指分开,置于施灸部位的两侧,这样可以通过医者手指的感觉来测知患者局部的受热程度,以便随时调节施灸的距离和防止烫伤。

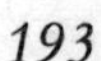

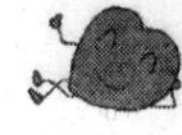

(2)雀啄灸(图6-3):施灸时,艾条点燃的一端与施灸部位的皮肤之间并不固定在一定距离,而是像鸟雀啄食一样,一上一下活动地施灸。另外也可均匀地上下或向左右方向移动或做反复地旋转施灸。

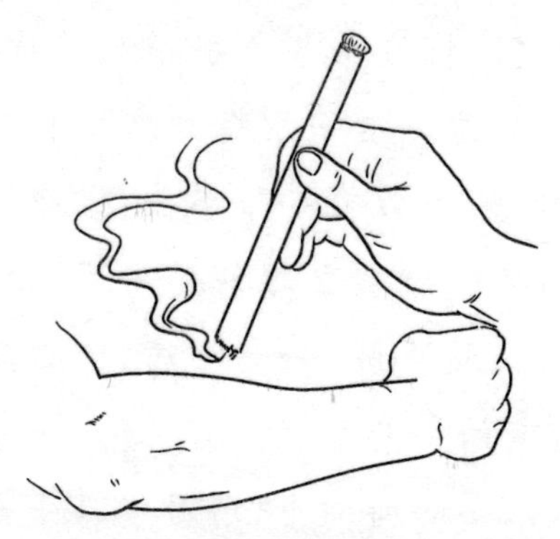

图6-2 温和灸

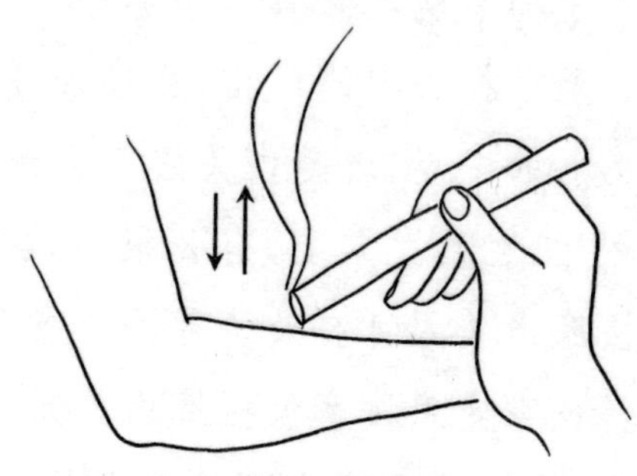

图6-3 雀啄灸

九、冠心病患者自我点穴保健法

长期以来人们认为只有依靠药物，才能减轻或缓解冠心病的症状，其实，点穴对冠心病患者症状的缓解和消除也有一定的作用。按压内关穴对减轻胸闷、心前区不适和调整心律均有帮助，抹胸和拍心对于消除胸闷、胸痛亦有一定效果。可以说点穴疗法操作简单，方便实用，无内服药的不良反应，甚至可以在医师指导下做自我点穴。

※ 内　关(图 6-4)

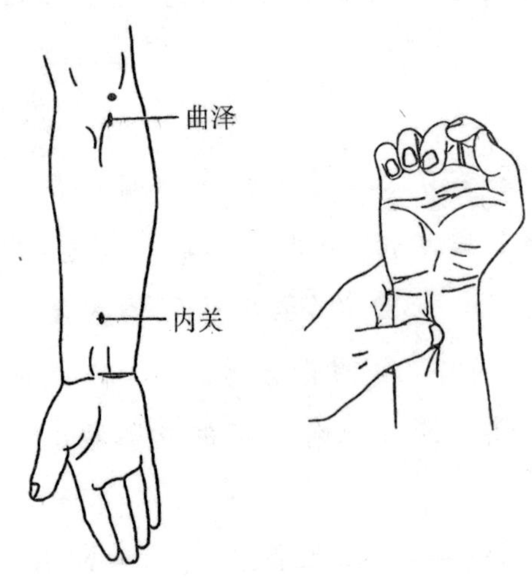

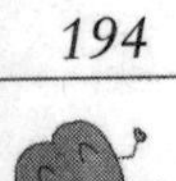

图 6-4　内关穴

手和手腕之间有一个界限，叫作腕横纹。将右手 3 个手指头并拢，把 3 个手指头中的环指，放在左手腕横纹上，这时右手示指和左手手腕交叉点的中点，就是内关穴。为说明确切位置，可以攥一下拳头，攥完拳头之后，在内关穴上，有 2 根筋，实际上，内关穴就在 2 根筋的中间。经常按摩内关穴可有效治疗手心热、肘臂疼痛、腋下肿痛、冠心病、肺心病等。也可使用按摩仪按摩内关穴缓解冠心病的一些症状。方法为：采用坐姿，将按摩手臂放置对应腿上(或案面上)，手心面向上，用另一只手握按摩仪对准内关穴进行按压，以出现酸麻胀感为宜，频率为每分钟 30 次，且注意循序渐进。

※ 合　谷(图 6-5)

合谷穴是手阳明大肠经的一个重要穴位，位于第一、二掌骨之间，在第二掌骨的中点，翘侧的边缘处。选穴时可用另一只手的拇指第一关节横纹正对虎口边，拇指弯曲按下，指尖所指就是合谷穴。经常按摩合谷穴，能有效保持牙健康，减少口腔疾病的发生。同时，由于大肠经从手走头，凡是头面上的病，如头痛、发热、口干、流鼻血、颈部肿胀、咽喉病以及其他五官疾病等都能达到治疗效果。所以，古人有“面口合谷收”之说。除此之外，大肠经循行部位所发生的疾病，都和这条经络的气血运行不正常有关。如冠心病心绞痛都可以通过按摩合谷，配用其他穴位使症状得到缓解。

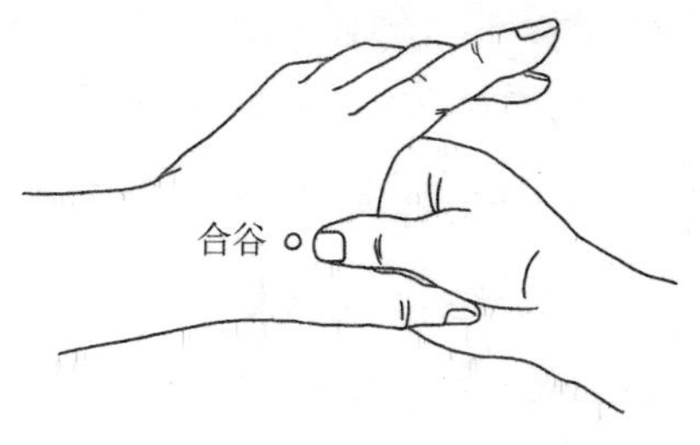

图 6-5　合谷穴

※ 人　中(水沟)(图 6-6)

人中穴位于人体鼻唇沟的中点，是一个重要的急救穴位。平掐或针刺该穴位，可用于救治脑卒中、中暑、中毒、过敏以及手术麻醉过程中出现的昏迷、呼吸停止、血压下降、休克等。刺激人中穴位，还可影响人的呼吸活动，如连续刺激人中，可以引起呼气持续性抑制或吸气兴奋与抑制，导致呼吸活动暂停，适当地给予节律性刺激，则有利于节律性呼吸活动的运行。说明人中穴位刺激对呼吸的影响并非都是有利的。在实际应用中要注意刺激手法的应用。如果用于冠心病的急救，经研究表明，用拇指指尖掐或针刺人中穴，以每分钟揿压或捻针 20～40 次，每次以连续 0.5～1 秒为佳。

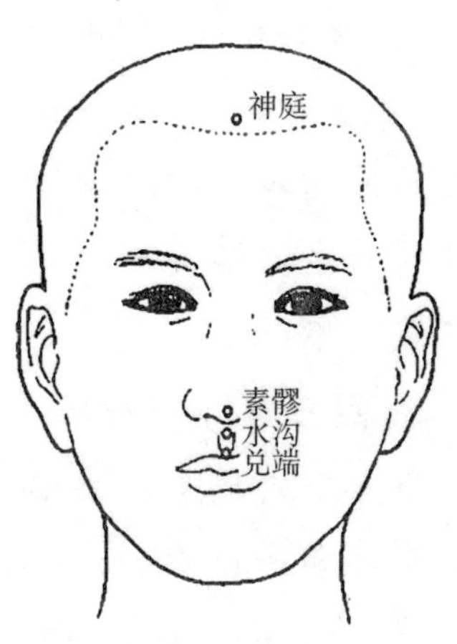

图 6-6　人中穴(水沟)

※ 灵　道(图 6-7)

灵道穴为手少阴心经的经穴,位于小指内侧腕关节上 1 寸(指中医的同身寸法)处。有人发现,约 91%的冠心病患者,左侧灵道穴有明显的压痛。冠心病患者犯病时,可用拇指先轻揉灵道穴 1 分钟,然后重压按摩 2 分钟,最后轻揉 1 分钟,每天上下午各揉 1 次,10 天为 1 个疗程,间歇 2～3 天,可进行下 1 个疗程。经观察,揉按治疗后心绞痛症状明显减轻,心电图亦有改善。

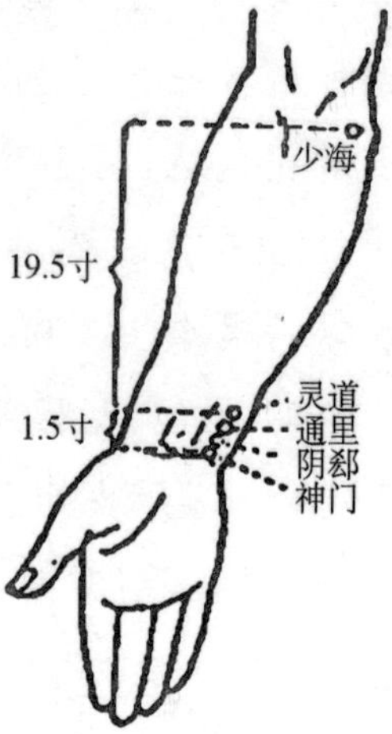

图 6-7　灵道穴

十、冠心病患者灸疗宜选的穴位

艾灸疗法在国内外实践中已经取得了相当好的效果。其所以能够得到广泛应用,一个重要原因是简便易行,效果明显。灸法比针法还要容易,只接触皮肤,不触及皮肤内部组织。保健灸尤其容易,因为取穴不多,便于掌握,只要经过医师的指导,或者按图取穴,就可以自己操作,或者家人、同事互相操作,就能达到保健的目的。在使用保健灸时其关键的问题,在于取穴和操作技术。唐代医学家孙思邈也曾经把以下穴位作为养生保健的要穴,认为经常施灸可以延年益寿。

※ 足三里(图 6-8)

足三里穴位于膝关节髌骨下、髌骨韧带外侧凹陷中,即外膝眼直下 4 横指处。古今大量的针灸临床实践都证实,足三里是一个能防治多种疾病、强身健体的重要穴位。足三里穴是“足阳明胃经”的主要穴位之一,它具有调理脾胃、补中益气、通经活络、疏风化湿、扶正祛邪之功能。历代

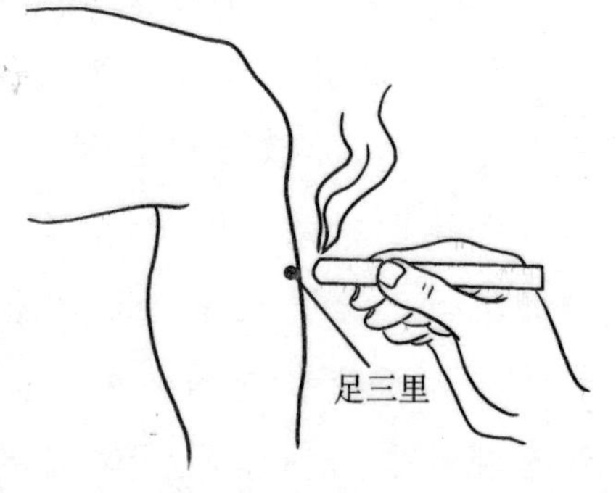

图 6-8　足三里穴

针灸学家都十分推崇“足三里穴”的养生保健和临床治疗作用，认为足三里不仅具有延年益寿的作用，还能够治疗冠心病、高血压病、腹痛、腹胀、食欲缺乏、痛经、痹症、耳鸣等多种病症。现代医学还研究证实，艾灸刺激足三里穴，可使胃肠蠕动有力而规律，并能增强多种消化酶的活力，增进食欲，帮助消化，能治疗消化系统的常见病，如胃十二指肠壶腹部溃疡、急性胃炎、胃下垂等，解除急性胃痛的效果尤其明显，对于由此所致的呕吐、呃逆、嗳气等，也有辅助治疗作用。

※ 关　元(图 6-9)

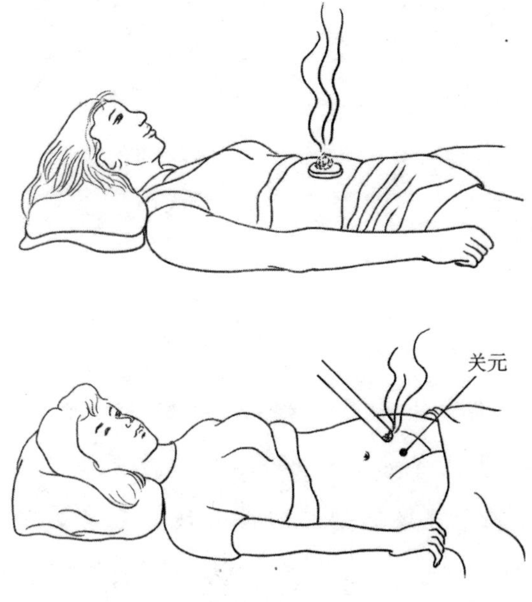

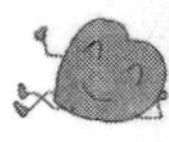

图 6-9　关元穴

关元穴位于腹部之正中线上脐下 3 寸。让患者仰卧，由脐中至耻骨联合上缘折用 5 寸，在脐下 3 寸处取穴。用于保健灸时最好由医师给患者做好标记，以便患者施灸或家人施灸万无一失。养生专家认为关元为一身之元气所在，属任脉，为手太阳小肠经之募穴，系生化之源，为男性藏精、女性蓄血之处。对于灸关元，针灸学家认为可以防治冠心病，慢性胃炎，泌尿生殖系统病症，如前列腺炎、慢性子宫病、夜尿、遗精、早泄、阳痿、性功能减退、缩阳症、月经不调、痛经、盆腔炎、赤白带、功能性子宫出血、不孕症、子宫下垂、女性阴冷等。对于全身性疾病以及其他系统病症，如慢性腹痛、腹胀、元气不足、少气乏力、精神不振、中老年人亚健康状态都有一定的治疗作用。

※ 三阴交(图 6-10)

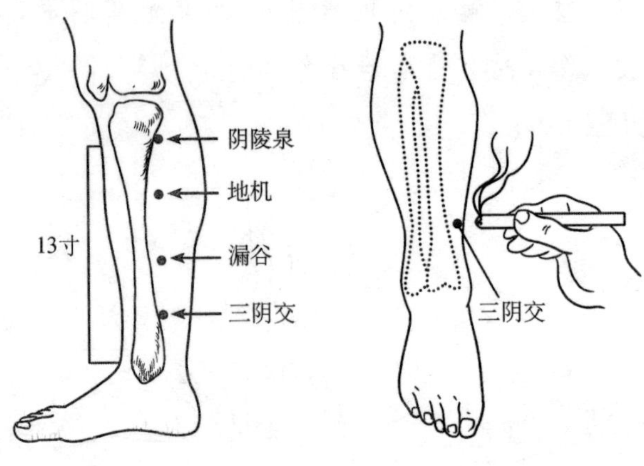

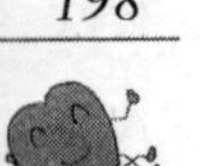

图 6-10　三阴交穴

三阴交在内踝尖直上约 3 寸处，胫骨后缘。从内踝至阴陵泉折作 13 寸，当内踝正中直上 3 寸之处取穴，或以本人示、中、环、小指 4 指并拢放于内踝尖上，其上端缘便是。施灸者最好咨询医师，让其做好标记，以便准确施灸。中医学认为三阴交穴为足三阴经之交会穴，所以有主治肝、脾、肾 3 个脏的作用。此穴属脾经，有健脾和胃化湿、疏肝益肾、调经血、主生殖之功效。临床用于心血管系统、泌尿、生殖系统及消化系统的保健及其疾病的治疗。对于冠心病、小便不利、膀胱炎、急慢性肾炎、阳痿、遗精、月经不调、痛经、带下、经闭、功能性子宫出血、不孕症、子宫收缩无力等症效果明显。经常施灸对冠心病患者有强壮保健作用。

※ 中　脘(图 6-11)

中脘穴为治疗消化系统病症常用穴，位于肚脐直上 4 寸，即剑突与肚脐之中点。具有健脾益气、消食和胃的功效。主治胃痛、腹胀、肠鸣、

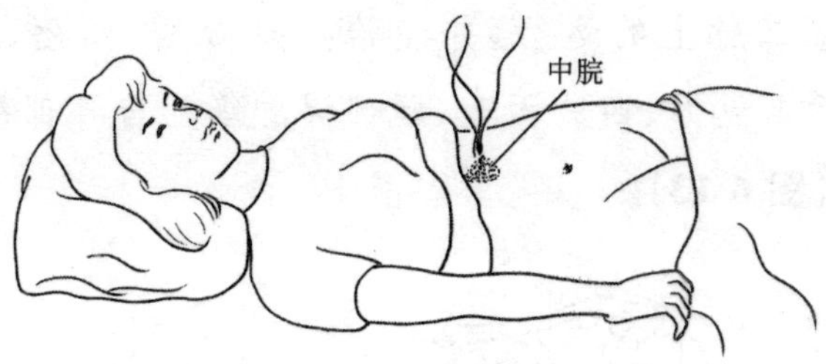

图 6-11 中脘穴

反胃、反酸、呕吐、泄泻、痢疾、黄疸、饮食不化、失眠。现多用于胃炎、胃溃疡、胃下垂、胃痉挛、胃扩张、子宫脱垂等病症的治疗。当然中脘穴也可用发疱灸法(灸疗的另外一种方法)。方法是用大蒜 10 克捣烂,油纱布 2～4 层包裹,敷在中脘(位于脐上正中 4 寸处,)穴上,待局部皮肤发红、起疱,有灼热感时去掉(一般保持 2 小时),洗净皮肤上的蒜汁。每日 1 次。此法适用于各种原因引起的腹胀。适用于冠心病气虚型。

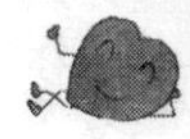

※ 命　门(图 6-12)

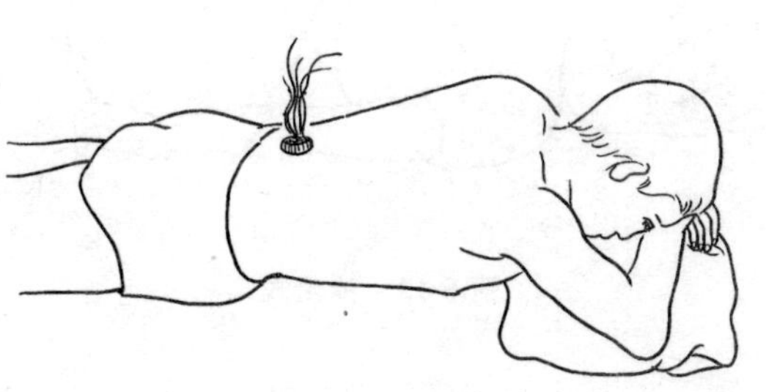

图 6-12 命门穴

命门穴是人体督脉上的要穴。位于后背两肾之间,第 2 腰椎棘突下,与肚脐相平对的区域。命门穴,为人体的长寿大穴。命门的功能包括肾阴和肾阳两个方面的作用。现代医学研究表明,命门之火就是人体阳气,从临床看,命门火衰的病与肾阳不足证多属一致。补命门火衰的药物多具有补肾阳的作用。经常艾灸命门穴可强肾固本,温肾壮阳,强腰膝固肾气,延缓人体衰老,疏通督脉上的气滞点,加强与任脉的联系,促进真气在任督二脉上的运行，并能治疗冠心病、阳痿、遗精、脊强、腰痛、肾寒阳衰、行走无力、四肢困乏、腿部浮肿等症与耳部疾病。

※ 神　阙(图 6-13)

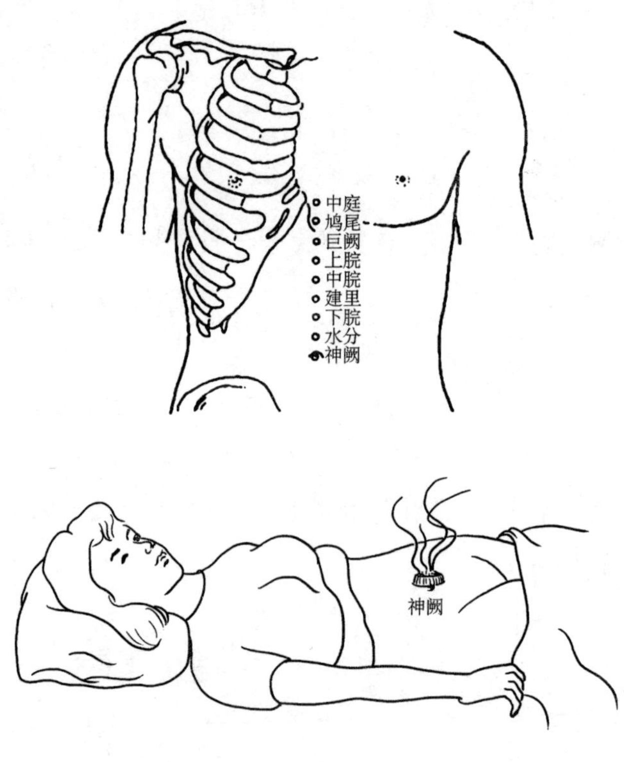

图 6-13　神阙穴

神阙即肚脐，又名脐中，是人体任脉上的要穴。它位于命门穴平行对应的肚脐中。是人体生命最隐秘最关键的要害穴窍，是人体的长寿大穴。神阙为任脉上的阳穴，命门为督脉上的阳穴，2 穴前后相连，阴阳和合，是人体生命能源的所在地，所以，古代修炼者把 2 穴称为水火之官。人体科学研究表明，神阙穴是先天真息的唯一潜藏部位，人们通过锻炼，可启动人体胎息，恢复先天真息能。神阙穴与人体生命活动密切相关。我们知道，母体中的胎儿是靠胎盘来呼吸的，处于先天真息状态。婴儿脱离母体后，脐带即被切断，先天呼吸中止，后天肺呼吸开始。而脐带、胎盘则紧连在脐中，没有神阙，生命将不复存在。人体一旦启动胎息功能，就犹如给人体建立了一座保健站和能源供应站，人体的百脉气血就随时得以自动调节，人体也就健康无病，青春不老。经常对神阙穴施灸，可使人体真气充盈、精神饱满、体力充沛、腰肌强壮、面色红润、耳聪目明、轻身延年。并对腹痛肠鸣、水肿膨胀、泄痢脱肛、卒中脱症等有独特的疗效。

以上穴位都对冠心病患者的健康保健作用显著，施灸方法简便，容易掌握，患者只要由医师指导1次，即可领会其全部操作要领。

十一、冠心病患者灸疗保健宜忌

施灸前要与患者讲清灸治的方法及疗程，尤其是瘢痕灸，一定要取得患者的同意与合作。瘢痕灸后，局部要保持清洁，必要时要贴敷料，每天换药1次，直至结痂为止。在施灸前，要将所选穴位用温水或酒精棉球擦洗干净，灸后注意保持局部皮肤适当温度，防止受凉，影响疗效。除瘢痕灸外，在灸治过程中，要注意防止艾火灼伤皮肤。如有起疱时，可用酒精消毒后，用毫针将水疱挑破，再涂上甲紫即可。偶有灸后身体不适者，如出现身热感、头晕、烦躁等，可让患者适当活动身体，饮少量温开水，可使症状迅速缓解。施灸时注意安全使用火种，防止烧坏衣服、被褥等物。凡属实热证或阴虚发热、邪热内炽等证，如高热、高血压危象、肺结核晚期、大量咯血、呕吐、严重贫血、急性传染性疾病、皮肤痈疽疖肿并伴有发热者，均不宜使用艾灸疗法。器质性心脏病伴心功能不全，精神分裂症，孕妇的腹部、腰骶部，均不宜施灸。颜面部、颈部及大血管行走的体表区域，黏膜附近，均不得施灸。

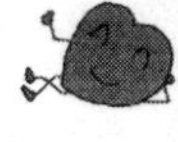

十二、冠心病患者森林浴疗法

森林浴疗法是利用海拔1 500米以下的森林气候与天然环境因素，针对年老、残疾与慢性疾病患者，在森林病疗养院或普通公园内以森林浴或散步的方式，促进疾病的痊愈和身心康复的一种养病方法。森林浴疗法容易被各种慢性病人所接受，它具有简便易行、轻松活泼且无不良反应的特点。森林浴疗法适用于心血管系统疾病；对冠心病、高血压、动脉硬化均有一定疗效。但晚期高血压患者不宜进行山区森林浴。森林浴疗法之所以对高血压患者有一定的治疗作用，与森林具有以下作用是分不开的。

※ 森林浴的作用

(1)制造氧气：人们吸进氧气和呼出二氧化碳，树木则由于光合作用吸进二氧化碳呼出氧气。10 000平方米阔叶林每天能吸收二氧化碳1吨，放出氧气730千克，可称为“天然氧气制造工厂”。

(2)阻隔噪声：树叶可阻挡和分散声波，降低噪声。声波在裸露地带传播4 000米，而在树木中仅传播400米。噪声，对人类健康构成严重威胁。当噪声超过90分贝，会引起人们的听力减退、恶心、易怒、神经衰弱、智力下降、思路迟钝，血压升高，对脑神经中枢和心脏都有一定的损害。而森林的繁枝茂叶能吸收声波，阻挡声波的传递。

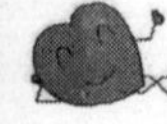

(3)绿色安祥：森林特具的绿色，对人类的神经系统，特别是大脑皮质、视网膜神经组织具有调节作用，它可减少对人体有害的紫外线的强度，消除杂乱纷繁的色彩对眼睛的刺激。绿色还能维持正常血压，减缓血流速度和心跳频率，平稳情绪，消除疲劳。因此，当病人闲情逸致地漫步在浓荫的林海，触目皆绿时，就会感到目清眼亮。

(4)调节气温：森林能调节气温，冬暖夏凉。炎夏，树叶可遮阳光、减少水分蒸发、吸收空气中的热量。所以，树荫下气温比阳光下低5～10℃。另外，树根吸收地下水，并通过树叶蒸发增加空气中相对湿度，也降低气温，故俗话说，林深不知暑。

※ 冠心病森林浴的方法

森林浴可使多种自然因素作用于人体而发挥效应。方法简单，容易掌握，根据地理环境，森林状况灵活应用，就可取得防治疾病的效果。

(1)森林浴的最佳时间：进行森林浴最理想的时间是5～10月的夏秋季节。在这个时间，太阳辐射强，树木的光合作用好，而且森林中的气温、湿度也十分适宜人体的生理要求。每天的行浴时间，以阳光灿烂的白天最为理想，一般上午以 4 小时为宜。

（2）森林浴实施方法：行浴时，要求穿宽松衣服，先在林中散步 10 分钟左右，做深长舒缓的呼吸运动以增加肺活量。而后在机体适应的情况下，逐渐脱去外衣，最大的裸露面积是穿短衣短裤。因林中见不到太阳，故不宜全裸。行浴方式，既可采用卧于床榻或躺椅上的静式森林浴也可采用做一般体育活动的动式森林浴。

名称	作用与特点
山区森林浴	在海拔1 000～2 000米的山地森林中沐浴。山地气候的特点是风大气温低，大气温度，大气压与氧分压降低，对人体的刺激性较强，生理反应也十分明显
平原森林浴	在海拔 500 米以下的平原或丘陵地带的森林中行浴。平原林区的气候特点是风力小，气温凉爽，空气中含氧丰富，而且湿润宜人，对人体作用比较缓和，故适宜性非常广泛

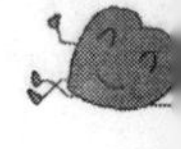

无论是山区森林还是平原森林，第 1 次行浴时间为 20 分钟，其中裸体状态的时间不宜超过 10 分钟，其中半裸以后每次增加 5～10 分钟。随着时间的推移，逐步达到 60～90 分钟 1 次，每日 1～2 次，1 个月为 1 个疗程。因森林中的树叶的覆盖，太阳辐射不易达到地面。因此，长期行森林浴的人，应穿插做些日光浴。对花粉过敏的人，不宜进行森林浴，因为花粉在森林中较多。

十三、冠心病刮痧疗法

刮痧，就是利用刮痧器具，刮试经络穴位，通过良性刺激，充分发挥营卫之气的作用，使经络穴位处充血，改善局部微循环，起到祛除邪气，疏通经络，舒筋理气，驱风散寒，清热除湿，活血化瘀，消肿止痛的作用，以增强机体自身潜在的抗病能力和免疫功能，从而达到扶正祛邪，防病治病的目的。刮痧疗法，历史悠久，源远流长。

刮拭部位	中医学认为，背脊颈骨上下及胸前胁肋两背肩臂痧症，用铜钱蘸香油刮拭，治疗部位中包括经络穴位和全息穴区。头额腿上之痧，用棉纱线或麻线蘸香油刮之。腹部软肉内之痧，用食盐以手擦之。可见所刮拭的部位，涉及头额项背胸腹上下肢全身
刮拭器具	所用工具则根据皮肤粗细厚薄、柔嫩程度的不同、肌内脂肪丰厚、寡薄的差别，分别选用坚硬、柔软的刮具，并且还可以用手指作刮具。民间常用的刮具有瓷器类，如瓷勺、瓷碗边、瓷盘边、瓷酒杯；金属类如铜板、铜币、银元、铜勺。润滑剂则用香油及其他植物油和水、白酒等

小贴士

最早“沙”是指一种病证。刮痧使体内的痧毒，即体内的病理产物得以外排，从而达到治愈痧证的目的。因很多病症刮拭过的皮肤表面会出现红色、紫红色或暗青色的类似“沙”样的斑点，人们逐渐将这种疗法称为“刮痧疗法”。

1. 冠心病常用刮痧处方

刮痧疗法基本上采取哪痛刮哪的“阿是”穴取穴方法，对冠心病患者也有一定的疗效。刮痧疗法作为一种简便易行的外治法，以其立竿见影的疗效，既在民间流传不衰，也被医家广泛应用。冠心病刮痧部位常用 5 种处方。

处方一

【配穴】 颈项两侧（颈侧区）至肩上区，胸椎 1～7 及其两侧，前臂内侧正中线及压痛点。

【治法】 用刮痧法：先在颈项两侧至肩上区轻刮 3 行，再重点刮胸椎 1～7 及其两侧，共刮 7 行，手法力度中等，至出现痧痕为度。然后刮前臂内侧正中线及压痛点。每日 1 次。

【主治】 冠心病、心绞痛。

【注意】 忌劳累过度，宜淡食节欲。痛发时，亦可含化硝酸甘油以助止痛之效。

处方二

【配穴】 厥阴俞、心俞、神堂、至阳、天突、膻中、巨阙、曲泽、内关及上肢前侧、足三里、三阴交、太溪。

【治法】 用刮痧法：先刮厥阴俞、心俞、神堂、至阳，点揉天突、膻中、巨阙；再刮曲泽、内关及上肢前侧、足三里、三阴交，然后点揉太溪。均刮至出现痧痕为止，每穴点揉3～5分钟。每日或隔日1次。

【主治】 冠心病、心绞痛。

【注意】 此法对缓解和减少心绞痛有一定疗效，但在心绞痛频繁发作及程度加重时，应及时采用中西药物综合治疗。本病患者常可在心俞穴、厥阴俞穴、至阳穴及其附近找到敏感点或压痛点，应在该处重点刮治。同时患者的饮食宜清淡，忌厚味及烟酒，避免劳累及情绪波动。

处方三

【配穴】 脊柱两侧、颈侧至肩上区、胸椎1～7及其两侧，异常反应点和胸骨柄区(包括天突、膻中)前肋间区、肘弯区。

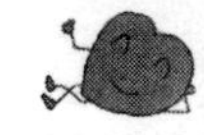

【治法】 用刮痧法：先在脊柱两侧(从颈椎1至胸椎12)轻刮3行，颈侧至肩上区各1～3行，再重点刮胸椎1～7及其两侧，刮7行及异常反应点(或压痛点)，至出现痧痕为止。然后刮胸骨柄区、天突、膻中、前肋间区及肘弯区。每日1次。

【主治】 冠心病、心绞痛。

【注意】 本法有良好的止痛效果。对冠心病缓解期亦有较好的疗效。但对心肌梗死(心力衰竭)，应以中西医治疗为主，此法仅为辅助疗法。

处方四

【配穴】 主穴：大椎、大杼、膏肓俞、神堂。配穴：风池、肩井、肝俞、侠白、尺泽、内关、膻中、气海、涌泉。

【治法】 用刮痧法：先用泻法刮主穴至出现痧痕为止，再刮配穴。每日1次。

【主治】 冠心病、心绞痛。

【注意】 本法对冠心病治疗具有良好效果，灸治效佳。

处方五

【配穴】 分为2组，一为大椎、心俞、玉堂、灵道、神门。二为大杼、厥阴俞、神堂、膻中、少府。

【治法】 用刮痧法：每取1组，交替使用。用泻法或中泻法，刮至出现痧痕为止。每日1次。待症状缓解后改用补法，隔日或3日1次。

【主治】 冠心病、心绞痛。

【注意】 本法对冠心病治疗有良好效果，但病情严重时应配合药物治疗。

2. 刮痧疗法降压注意事项

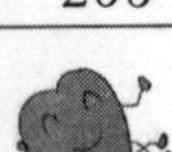

刮痧时，皮肤局部汗孔开泄，为有利于扶正祛邪，增强治疗效果，施行刮痧时应选择环境，根据患者体质选择适当的手法，注意掌握刮拭的时间，每次刮拭时间不可过长，严格掌握每次刮痧只治疗一种病症的原则。不可连续大面积进行刮痧治疗，以保护正气。重病人应采用综合治疗。

(1)注意保暖：施行刮痧时应避风和注意保暖，室温较低时应尽量减少暴露部位，夏季高温时不可在电扇处或有对流风处刮痧。因刮痧时皮肤汗孔开泄，如遇风寒之邪，邪气可通过开泄的毛孔直接入里，不但影响刮痧的疗效，还会因感受风寒引发新的疾病。

(2)刮痧后饮水：施行刮痧后饮热水1杯，因此时汗孔开泄，邪气外排，要消耗部分体内的津液，刮痧后饮热水1杯，不但可以补充消耗的水分，还能促进新陈代谢，加速代谢产物的排出。

(3)洗浴的时间：刮痧治疗后，为避免风寒之邪侵袭，须待皮肤毛孔闭合恢复原状后，方可洗浴，一般约3小时。但在洗浴过程中，水渍未干时，可以刮痧。因洗浴时毛孔微微开泄，此时刮痧用时少，效果显著，但应注意保暖。

(4)不同种类皮肤病应采用不同的刮拭方法：皮肤病患者，皮肤破损处干燥、无炎症、渗液、溃烂者(如神经性皮炎、白癜风、银屑病等病症)，可直接在皮肤破损处刮拭。皮肤及皮下无痛性的良性结节部位亦可直接刮拭。如皮损处出现化脓性炎症、渗液溃烂者，以及急性炎症红、肿、热、痛者（如湿疹、疱疹、疔、疖、痈、疮等病症），不可在皮损处或炎症局部直接刮拭，可在皮损处周围刮拭。

患有出血倾向疾病的患者，如血小板减少症、白血病、过敏性紫癜等不宜用泻刮手法，宜用补刮或平刮法。出血倾向严重者应暂不用此法。新发生的骨折患部不宜刮痧，须待骨折愈合后方可在患部补刮。外科手术瘢痕处亦应在2个月以后方可在局部施行刮痧。恶性肿瘤患者手术后，瘢痕局部处慎刮。原因不明的肿块及恶性肿瘤部位禁刮，可在肿瘤部位周围进行补刮。妇女月经期下腹部慎刮，妊娠期下腹部禁刮。

十四、冠心病敷贴疗法

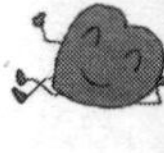

穴位药物疗法是在中医经络理论的指导下，根据穴位和药物的特点将有关的药物置于穴位局部的皮肤、或穴位浅层、或穴位深层，通过经络、穴位以及药物的药理作用，调节人体阴阳平衡、调和气血，舒经活络、补虚扶正、祛邪外出，从而达到以治疗疾病为目的的一门学科。穴贴疗法之所以对高血压病有一定的疗效，主要是由于药物的作用和穴位的刺激起到了调节人体阴阳失衡的作用。

1. 冠心病穴位敷贴处方

【组成】 丹参、当归、川芎、红花、乳香、没药、公丁香、降香。

【制作】 将上述药物加工制成膏。

【穴位】 分别贴于心前区膻中穴、内关穴。每穴各贴1张，每次贴6～12小时，1周为1个疗程。

【主治】 冠心病。

【出处】《穴位敷贴疗法》。

2. 穴位贴敷疗法注意事项

穴位贴敷疗法,一般无危险和不良反应。但是,如果工作不仔细,方法掌握不当,穴位选择不准,药物用量过大,温度掌握不准,也会发生问题。因此,必须注意以下几点。

贴药前,必须定准穴位,用温水或其他消毒液洗净局部,然后敷药。敷药后要注意很好地固定。使用膏药敷贴穴位,应注意药膏的软硬度,并及时更换,以防药膏干燥,裂伤皮肤,引起疼痛或溃烂。

在冬季严寒情况下进行敷贴时,要注意保暖,防止受寒。在夏季敷贴时,胶布固定后,防止因汗液浸润而致滑脱,宜用绷带固定。穴位贴药所取穴位,一穴不可连续贴药10次以上,以免刺激过久,引起不良后果。对于皮肤过敏的患者不能使用热敷和穴位贴敷疗法。穴位贴药固定后,一般不宜参加重体力劳动。

附　录

一、冠心病患者血脂参考标准

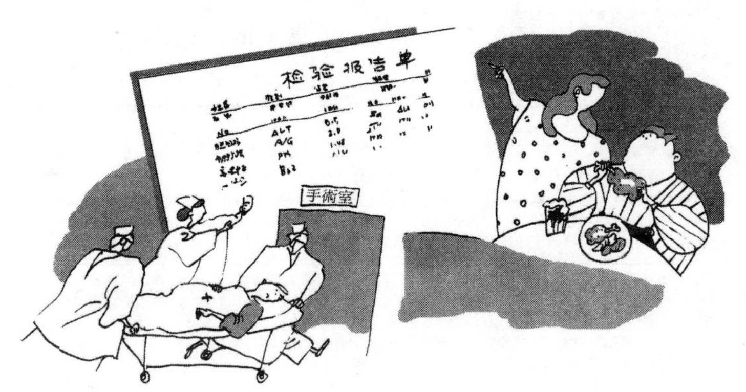

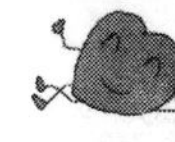

血脂检验(毫摩/升)

	胆固醇 (TC)	低密度脂蛋白 (LDL-C)	高密度脂蛋白 (HDL-C)	三酰甘油 (TG)
合适范围	＜5.2	＜3.4	≥1.55	＜1.7
边缘升高	5.2～6.2	3.4～4.0		1.7～2.2
升高	≥6.2	≥4.0		≥2.2
降低			＜1.0	

二、血脂异常的临床分类

分类	胆固醇(TC)	三酰甘油(TG)	高密度脂蛋白(HDL-C)
高胆固醇血症	增高		
高三酰甘油血症		增高	
混合型高脂血症	增高	增高	
低 HDL-C			降低

三、冠心病患者随身卡片

随身卡片

> 我是一名冠心病患者，万一发现我行动失常或难以自主，很可能是心绞痛或心肌梗死发作，请尽快从我上衣口袋里取药，塞入我舌下，并尽快送我到就近医院就医或向 120 呼救，同时通知我的家人，他们会很快赶到。拜托了，好心人。
>
> 我的姓名：　　　　年龄：　　　　家人电话：
>
> 血型：　　　　地址：

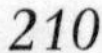

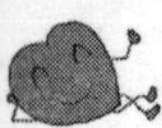